内科で診る不定愁訴

診断マトリックスでよくわかる不定愁訴のミカタ

Dr.Kの

監修
加藤　温
（国立国際医療研究センター病院　総合診療科／精神科）

著
國松淳和
（国立国際医療研究センター病院　総合診療科）

中山書店

はじめに

　「不定愁訴」とは，非常に医療者本位の言葉である（本書では，医療者＝医師とする）．患者が，不定愁訴を訴えて来院することはない．不定愁訴は，医師が不定愁訴とみなすことで初めて認識されるもので，実体はない．そもそも不定愁訴とは定義されないので科学的でなく，認識の段階で客観性も欠き，臨床研究も存在しない．もちろん，症候学の教科書で不定愁訴が症候リストに挙がることはない．不定愁訴は，現場には常に存在するが，系統だった考え方が存在しないという，一風変わった臨床状況であるといえる．

　これまでにも不定愁訴をテーマとした本や雑誌の記事は存在した．しかし，その多くが「不定愁訴に耳を傾けよう」「不定愁訴に隠れた疾患を見逃さないようにしよう」「病歴をしっかり聴取しよう」といった個々の医師にとって具体的な実践に結びつかないものとなっている．ある程度は努力をうながせても，本当の意味で実際的でなく，原理のようなものを解説した記述でないからだと思う．海外発のものでは，どちらかというと内科的・器質的疾患が除外されたことが前提となっている雰囲気の内容である．実際の現場では，その除外の困難さが問題となっているというのに！

　「不定愁訴」について科学的記述をなすことは不可能である．しかし，その誰もとっつきたがらない愁訴とその周辺について深め，現場の多忙な臨床医にとってより実際的に整理し，実用的なレベルの記述に落とし込もうとする努力であるなら可能であると思い，本書を執筆することにした．心療内科の分野の本ではなく，あくまで内科学の指南書となるよう努めた．

　本書の底に，（ともすると複数の医師に見放された？）救われない患者の心に寄り添い患者の健康のために尽くすといった種の崇高で美しい理念はない．われわれは，患者のことは本当の意味で理解はできな

い．ただし，自分達のことは制御できるし改善もできる．われわれはscientistの端くれであり，また臨床医という合理的な存在でもあるので，「内科学における知的好奇心」さえもっていれば，極論すれば患者に寄り添わなくてもプロとしてgood outcomeをもたらす潜在性はもっていると思われる．臨床医は実理が大事なのである．私の所属する国立国際医療研究センター病院 総合診療科では，不定愁訴患者に日々直面しているが，症例によっては治療可能な内科疾患を見出すことに成功できている．

　本書の意図は，臨床医の先生方が，現場で「不定愁訴」に過度に振り回されず，疲弊せず，場合によっては興味をもって取り組んでいただくことにある．さらに，患者の診断がわかり症状軽快に結びつくならば担当医冥利に尽きるであろうし，著者としてこのうえない喜びである．患者という「不定なもの」を相手に，個々の担当医が本書を読んで「不定愁訴」に取り組むことで何かを得ようとするならば，それが本書の他書にない本領である．

　平成26年10月

国立国際医療研究センター病院
総合診療科
國松淳和

内科で診る不定愁訴

目次

はじめに ……………………………………………………………………………… iii

1章　不定愁訴学総論

不定愁訴成立のための条件 …………………………………………………………… 2
不定愁訴を形成し複雑化させる因子 ………………………………………………… 6
不定愁訴の多面性について―不定愁訴分類の試みと診断マトリックス …… 10

2章　不定愁訴診療　実践編

総論から実践へ ……………………………………………………………………… 26
不定愁訴診療　5つの原則 …………………………………………………………… 28
　原則1　バイタル正常でも病気はありえる ……………………………………… 28
　原則2　CRP陽性を見過ごさない ………………………………………………… 36
　原則3　全身疾患を想起せよ ……………………………………………………… 38
　原則4　感染症は少ない …………………………………………………………… 42
　原則5　認知機能の異常に注意！ ………………………………………………… 48
検査スクリーニング法の実際―不定愁訴から器質的疾患を見抜くために … 57

3章　不定愁訴ケースファイル

はじめに …………………………………………………………………… 71
01　何も病気ないんですか？ 心配で心配で…．食欲も落ちてしまって … 72
02　関節や腰が痛くて… 更年期かしら？……………………………… 76
03　一緒に自営業をしている兄が倒れてから忙しくて ………………… 80
04　とにかく口がかわいてしまって… やっぱり精神的なものでしょうか？
　　　　　　　　　　　　　　　　　　 ………………………………… 84
05　今回の頭痛はつらい．身動きとれない．お母さんも頭痛もちでした
　　　　　　　　　　　　　　　　　　　　　　　　　　　　　　　 88
06　2～3年前から頭がふらつくんですよ ……………………………… 92
07　2年前に駅の階段で転んでからずっとふらついちゃうんだよ ………… 96
08　2週間前に母が亡くなり，九州の実家まで往復して大変だったんです．
　　それに先月から夫が癌で入院していて ……………………………… 100
09　5～6年前から物忘れが進んできてます．認知症ですよね？………… 104
10　物忘れがひどくて… ふらふらするし，よく転んじゃう ……………… 108
11　精一杯生きたのでもういいですわ …………………………………… 112
12　震災後から眠れず，食欲もなくなってきて ………………………… 116
13　2週間前から苦しくなってきた．そういえば半年以上前からだるいです
　　　　　　　　　　　　　　　　　　 ………………………………… 120
14　ずっと熱があってだるいです．原因がわからないんです ……………… 124
15　ホント，メンタルが不安定です ………………………………………… 128

本当の不定愁訴患者との面談のコツ
  "本当の"不定愁訴とは ………………………………………… 136
  "本当の"不定愁訴患者との面談の実際 ………………………… 140

不定愁訴に思う（加藤 温） ……………………………………… 151

おわりに …………………………………………………………… 158

コラム
  マニアック不定愁訴学
   ①不定愁訴の病態分類における「intermittent stimulation による
    irritable condition」というカテゴリー ……………………… 23
   ②ただひたすらまれな病気 …………………………………… 41
   ③私の臨床医としての眼 ……………………………………… 149
  多発性硬化症・悲喜こもごも ……………………………………… 31
  早期の膵癌も不定愁訴になるかもしれないという話 ……………… 35
  やっぱり「不定愁訴」は定義不能 ………………………………… 47
  Paterson による
   "Differential diagnosis of Jakob-Creutzfeldt disease"より ………… 55
  問診票学 ……………………………………………………………… 79
  油断できません ……………………………………………………… 83
  リウマチ性疾患は「第4象限」だけではない …………………… 95
  レア物が好きということは ………………………………………… 99
  言語化できない人 …………………………………………………… 111
  精査はすべからく網羅的にやるべき？ …………………………… 119
  臨床医は誰でも「ロールパンナちゃん」である ………………… 133

著者略歴

國松 淳和
（くにまつ じゅんわ）

専門：一般内科
日本内科学会 総合内科専門医
日本リウマチ学会 リウマチ専門医
米国内科学会会員
米国総合内科学会年次総会 症例報告（Clinical Vignette）部門 抄録査読委員

2003年　日本医科大学卒業．日本医科大学付属病院で初期研修．
2005年　現・国立国際医療研究センター病院　膠原病科．シニアレジデントとしてリウマチ・膠原病の専門研修．
2008年　現・国立国際医療研究センター国府台病院　内科（一般内科・リウマチ科）【内科部門の立ち上げに参画】
2011年〜　国立国際医療研究センター病院　総合診療科

　これまで，基礎研究や大学院進学，留学などをしたことがなく，100%臨床だったのが特徴といえば特徴です．2011年1月に現職場へ異動しましたが，前任者たちが不在で，事実上診療科の再立ち上げ業務から始まりました．思えば大学生時代も，東医体の大会実行委員長（柔道部主将も併任）をしたり，ロックのライブイベントのイベンターをしたりしていました．アルバイトは，トイザらスお台場店のオープニングスタッフをやっていました．私の曽祖父の弟は河合逸治という人で「河合塾」の創設者です．私のこれまでのキャリアは立ち上げ業務（に呼ばれて）ばかりですが，私にも河合逸治氏のベンチャー精神の血がちょっと流れているに違いありません．

1章

不定愁訴学総論

1 不定愁訴学総論

不定愁訴成立のための条件

不定愁訴成立の 3 要素

不定愁訴を生み出す要素には,「**長期・慢性(時間)**」,「**全身・非局在(分布)**」,「**軽度・自制内(程度)**」の3つがあり,これらが適度に存在し続けることが「不定愁訴」の成立条件となる.この条件から少しでも外れると,病像や疾患特徴が"立つ"ようになる.すると,臨床医に気づかれやすくなる.

不定愁訴は,「医師から病的とみなされない条件がそろってしまっている状況」ともいえ,3要素のうち1つでも欠けると,不定愁訴という様相ではなくなる.

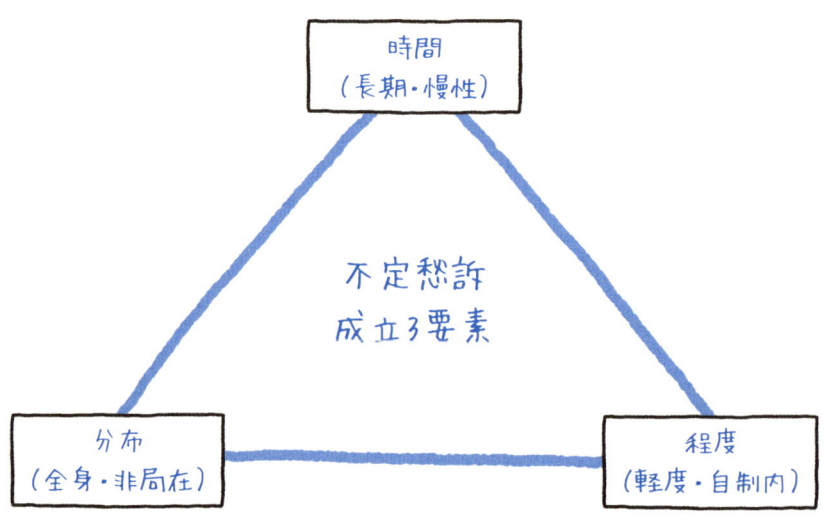

たとえば，検査異常を伴わない自制内の（一応我慢できる）疼痛が，ここ1年ほど，"膝のみ"に続いていたとしよう．これは，この3要素のうち「分布」を満たしていない，すなわち局在している例である．変形性膝関節症はこの場合の可能性の高い代表的な例だが，この疾患はあまり不定愁訴にはならない．そもそも疼痛が"膝のみ"という時点で，次のプランをたてやすいからである．しかし，これが"膝もふくらはぎも太ももも腰回りも背中も肩も首も足の裏も指先も"全身・非局在に痛かったとしよう．これはたちまち不定愁訴となるだろう．なぜか．それを合理的に説明する病気は普通ないからである．

　もうひとつは3要素のうち「時間」を満たしていない例である．全身倦怠感があるが日常生活はおくることができるという患者を想像してほしい．これが"5年前から"であれば，緊急疾患や器質的疾患の可能性は著しく低いとすぐ推察できるが，もし"前日の昼から"のようにはっきりと急発症とわかるようなときは，おそらく誰も不定愁訴とよばない．重症感染症の可能性は十分あり，鑑別も広めにとって慎重にフォローしようと考えるであろう．鑑別疾患が具体的に思い浮かばなくても，注意深く観察しようという具体的なプランがたつ．

　上述の2例は，すこし極端な事例だが，具体的なプランがたてば不定愁訴化しないということをよく示している．「不定愁訴」という状況が成立するには，この3要素がいずれも突出せず，均衡を保って共存することが必要なのである．

　不定愁訴の英語直訳の候補として，medically unexplained symptoms（MUS）がある．MUSというmedical conditionは実臨床でも確かにあるだろうという実感があり，また臨床研究や学問のなかでも扱われ，ある程度定義づけられ確立されている．MUSを伴う症候，およびそれをきたす疾患群をひとまとめにしてfunctional somatic syndrome（FSS）ととらえる向きもある[1]．しかし注意していただきたいのは，本書でいう不定愁訴は，MUS/FSSとイコール（直訳）として扱っていない点である．MUSは可能な限り器質因を除外して対処してもなお身体症状の強い状態をいい，いわば不定愁訴に含まれるものである．

　一方，不定愁訴は辺縁が曖昧というか，厳密に定義することが難しい．そこ

で，本書では不定愁訴を (患者にとっても医師にとっても)困ったもの ととらえ，そのカタマリの中から疾患特徴が立たない・立ちにくい疾患(特に治療可能な器質的疾患)を抽出するコツや方法論を提案したいのである．

　図Aをご覧いただきたい．不定愁訴をみたとき，「やだな・苦手だな」という思いが先行して内科的に問題視することを怠れば，治療可能な器質的疾患を見出だす可能性からはどんどん離れていってしまう(上向きの矢印)．一方，「本

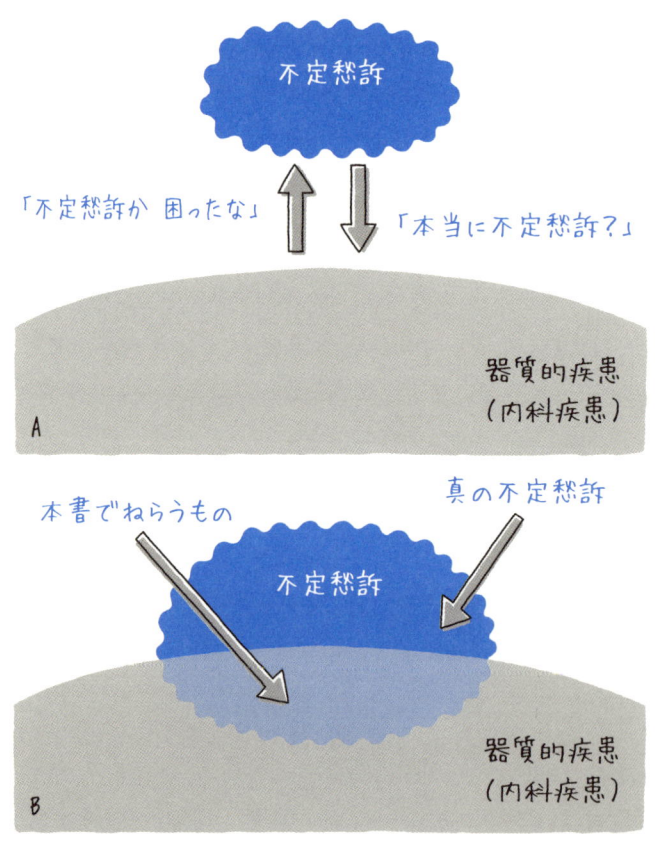

当に不定愁訴?」と考えることにより（下向きの矢印），まずは「困ったな」という思いをいったん棚上げすべきではないだろうか．これが不定愁訴診療の第一歩なのである．そうすることで，図Bのように「器質的疾患のうち不定愁訴としてやってくるもの」について見出す準備ができる．本書がターゲットとするメインテーマは，図Bで両者が重なった部分にある．各医師の知識やスタンス，心理状態によってこの重なり部分が増えたり，あるいは離れていったりするのであろう．

　すなわち，「本当に不定愁訴?」と思えなくなることも不定愁訴の成立条件といえるだろう．

　「不定愁訴成立3要素」である，時間・分布・程度をそれぞれある程度併せ持つ器質的疾患とそのプレゼンテーション，臨床状況とその遭遇パターン，個々の疾患の疑い方と診断のアプローチについて習熟しておくことが，不定愁訴をMUSとゴミ箱診断しないための方法である．

　不定愁訴の成立条件は述べることができるのだが，定義はしにくい．定義にこだわることに時間を費やすよりも，不定愁訴を認識し，不定愁訴から器質的疾患を「抽出する」という過程にこだわりたい．仰々しく述べたかもしれないが，不定愁訴診療は，内科学の臨床の一部であって，認識されていないだけで特殊なものではないと考えている．

▶ 文献
1　Henningsen P, et al. Management of functional somatic syndromes. Lancet 2007 ; 369 : 946-55.

1 不定愁訴学総論

不定愁訴を形成し複雑化させる因子

不定愁訴を複雑化させる因子

　不定愁訴診療が難しいわけは，①患者，②医師，③疾患の3つの因子が，しばしば互いに独立し，それぞれが不確実だからである．これらが複合的・重層的に絡み合う様相を示すのが不定愁訴の本質である．

1 患者因子

　臨床診断一般において，症状の大体の原因は患者の語りや所見から答えがみつかるものである．しかし，未診断・疑診の段階では，症状についての患者による「表現」はあてにならないかもしれないと考えておくほうがよい．表現はさまざまな要因で負の方向にも正の方向にも歪みうる からである．これは単に嘘・大袈裟がありふれていると言っているのではない．たとえば，軽度の認知機能低下のために，本当はあるはずの症状が積極的な訴えとして表現されないなどのことは，実際によく起こっている．熟練した臨床医は，このことをよく知っている．足下のもたつきの症状を「めまい」と表現することもあるし，（巨細胞性動脈炎に伴った）顎跛行を「食欲がない」と表現することもある．高齢者の肺炎の主訴が食欲低下となることがあるというのは，ありふれ過ぎていて，もはや教訓例にすらならないだろう．まとめると，医師にとって都合のよい症状表現を，患者はしないものだと考えるべきである．不定愁訴形成における患者因子については，「実際に患者のなかで起こっていることが正確に表現されていないことがある」と認識しておくのがよい．

　患者の表現が歪むとは，患者に内在する真の訴えが，患者が発言として表現する段になり量・質ともに変化し，聞き手からするとよくわからなくなってし

まうというような意味である．私はこのことを「表現が歪む」とよんでおり，エレクトリックギターとアンプ，そしてエフェクターの関係に例えている．この場合，ギターが奏でる音は患者に内在する真の状態である．普通，この「音」はギターとケーブルによってアンプに繋がれ，スピーカーから心地よい音量や音質となって聴こえる．このアンプから聴こえる音は「患者の訴え・発言」のことである．この音を変えてしまうのが，エフェクターの種類や設定だったり，またアンプ自体の設定だったりするわけだが，これらの設定は，上記で述べた例でいえば「認知機能の低下」のことを指している．

VAS（visual-analog scale）という，痛みなどの症状の程度を"かろうじて"定量してもらう簡便な評価法がある．これも，客観的であると思い込んでいると，実際上の精確な評価がしにくくなる．痛みについて聞くたびに「（痛みの程度は）10分の10です！」と連呼されたときのことを思い出して欲しい．結局，ふとしたときの患者の表情や動作，訴えそのものでなく，たとえば腹部を押したときに眉をひそめるかどうかといったことのほうが，客観性があって信頼に足る．

「患者の訴えがあてにならないかもしれない」と考えることは，決して突飛な考えではなく，問診上の基本的な心得だと私は考えている．

2 医師因子

医師が診断のために情報を得るとき，幾重ものバイアスから逃れられない．問診票，紹介状（いわゆる"前医"），他科医師の診察記事や口頭でのプレゼンテーションなどからの情報を，診察する前に入手している．ここまではよいのだが，それを医師が認知，理解し，ある解釈に至った時点でバイアスが発生する．すべての解釈は，バイアスとなりうる．とりわけ未診断・疑診の段階ではそうである．たとえば，高名な医師からの紹介患者，他の医師がすでに診察をし終えている患者，それなりの検査が済んでいる患者など，ある一定の「解釈」がなされた事例においては，特に先入観による認知の歪みを受けやすい．「歪み」と述べたが，ニュアンスとしては曲解というような意味でなく，**認識**

のズレといったほうが近い．

　リウマチ専門医の受診歴もある患者が四肢の痛みを訴えて受診したとしよう．すると，担当医のなかではすでにリウマチ・膠原病は否定されていると考えがちである．関節リウマチはもちろん，たとえば多発性筋炎，全身性エリテマトーデス，Sjögren 症候群など他疾患の可能性を実際に検討する前にこれらを棄却してしまう．前医のリウマチ専門医は，関節リウマチだけを否定したのかもしれない．特に，自分がよく知らないと思い込んでいる領域（この場合，リウマチ・膠原病）の疾患ではこの種の間違いが起きやすい．前医を毎回ひどく疑う必要はないが，誰が・どの疾患を・どのように否定したのか，などについては実は気をつけるべきなのである．

　医師にふりかかるバイアスに対する有効な対策法を私は知らない．ただ，複雑な事例だなと思ったときほど事態を細分化せず，あえておおまかにとらえておくようにし，全体の整合性を繰り返し検討するのがよい．多様な複数の医師で検討すれば，大きな誤りをおかす確率が減る．経験年数，得意・専門分野，（できれば）思考方法などがバラバラな，均一でないチームを日頃からつくる努力も大切である．均一になると，実力，権威，年齢などの因子のみが序列となり，議論も単調化して柔軟な議論とはほど遠くなる．常に医師一人で考えなくてはいけないクリニック・診療所ベースで診療する医師はこの点で非常に劣勢である．

3 疾患因子

　弱いが全身に影響がおよぶ病態は不定愁訴として表現されやすい．緩徐な進行であればなおさらである．このことはすでに述べた．疾患分野でいえば内分泌代謝疾患，リウマチ・膠原病，神経疾患などが該当しやすい．

　内分泌代謝疾患では文字通りホルモン，リウマチ・膠原病疾患ではサイトカインや抗体蛋白，神経疾患では全身に張り巡らされた神経系だけでなく一部はホルモンや抗体など，とにかく横断的・全身性におよぶこれらの諸因子が，それぞれの病態形成に大いに関わっているからである．別の軸でいえば，悪性疾

患よりも，良性疾患のほうが不定愁訴化する．悪性疾患はコンディションを崩しやすく，組織を浸潤するので症候が局在化しやすく，また経過も長期とはいえない経過となりうる．バイタルサイン異常やsicknessがない不定愁訴患者に，良性腫瘍（緩徐進行の腫瘍）とホルモン・電解質異常を想起することは，非常に実用的な考え方である．ちなみにリウマチ・膠原病は，通常，教科書的に知られたわかりやすい症候と日常的検査で一般医によって気づかれるものであり，本来は不定愁訴の原因疾患の候補には挙がらない（「よくわからないのできっと膠原病だ」というロジックは頻繁にみかけるが）．

　この「疾患に関する因子」は，本書のキモともいえる．2・3章を読むことでさらに理解が深まると思われるので，次章以降を読んでいただきたい．

1 不定愁訴学総論

不定愁訴の多面性について
―不定愁訴分類の試みと診断マトリックス

不定愁訴はいびつな多面体のイメージ

　本項では「不定愁訴」の枠組みと捉え方の実際について総論的に述べたい．具体的には，**概念としての分類**と**道具としてのマトリックス**である．

　まずはじめに，不定愁訴をなすものが単一でなく，そして整然としていないというイメージについて最初に触れておく．

- どこからみても，均整がとれていない．
- 立体の向こう側は，窺いしれない（＝みえている側の状況から，向こう側の様子が推測できない）．

　これを，せめて 正多面体 くらいにまで整理するのが本項ひいては本書の目標である．

- 置けばちゃんと立つ．
- 立体の全貌が，手前の形体から予測できる．

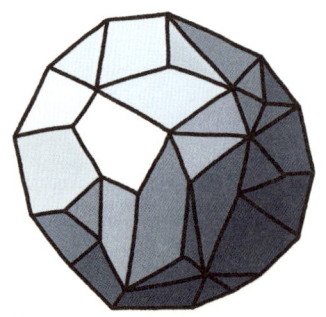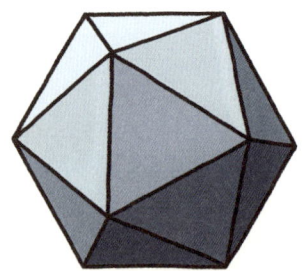

窺いしれない複雑な多面体　　　全貌が予測できる正多面体

不定愁訴の分類

　前述したように，不定愁訴は複雑で不均一であり，構成要素もいろいろである．精確で整然とした分類は不能である．しかし，臨床医に役立つような分類をしようとする試みならできる．かといって，全体をxy2軸によって平面上に分けられるほど単純ではないので，以下のように場合分けして記述する．

1. 炎症反応がない
    1-0.「炎症反応あり」のとき ―「炎症反応なし」との対比のために
    1-1.「炎症反応なし＋症候の局在性なし」のとき
    1-2.「炎症反応なし＋症候の局在性あり」のとき
2. 患者の表現の問題
3. Doctor's neglect
4. 本当の不定愁訴 ―いわゆる medically unexplained symptoms(MUS) をもつ患者も含めて

1 炎症反応がない

　Ｃ反応性蛋白(CRP)や赤血球沈降速度1時間値(血沈あるいはESR)をはじめとする，いわゆる「炎症反応」がない不定愁訴は，このグループに属する．これらの病態が不定愁訴化する理由は，炎症反応が陰性だと，医師から"歓心を買われない"からである．CRPが陰性のまま有症・病悩期間が長ければ長いほど，内科医の介入を要する，もしくは内科医が治療可能な疾患の可能性は下がる．したがって，CRPが陰性かどうかというのは，未診断・擬診の段階において大きく病態を分類するうえでの重要かつ最初の分岐点といえ，何より非常に便利で誰でも実行可能な分類法である．炎症反応の有無，症候の局在性の有無(多寡)によって，2×2表で大まかにとらえるとわかりやすい．

　私は，これを不定愁訴の診断のためのひとつの道具と考えており，本書では

不定愁訴診断マトリックスとよぶことにする．

「炎症反応あり（第1・4象限）」のとき
「炎症反応なし」との対比のために

　続いて，炎症反応ありの場合についてもここで簡単に述べておく．これを述べることで，「炎症反応なし」の状況を際立たせて理解を深める意図がある．
　まず「炎症反応あり＋局在性あり（第1象限）」の圧倒的多数を占めるのは，一般感染症である．たとえば下腿蜂窩織炎は，通常片側の下腿に限局した腫脹，疼痛，熱感と炎症反応上昇を伴う．溶連菌性咽頭炎も咽頭痛，扁桃腫大，滲出物付着という限局的な症候に炎症反応上昇を伴う．溶連菌性咽頭炎では，鼻汁，咳といった咽頭外症状を伴わ ない ことが特徴だったはずである．つまり限局しているのである．虫垂炎や結腸憩室炎は，炎症が進めば腹部のかなり

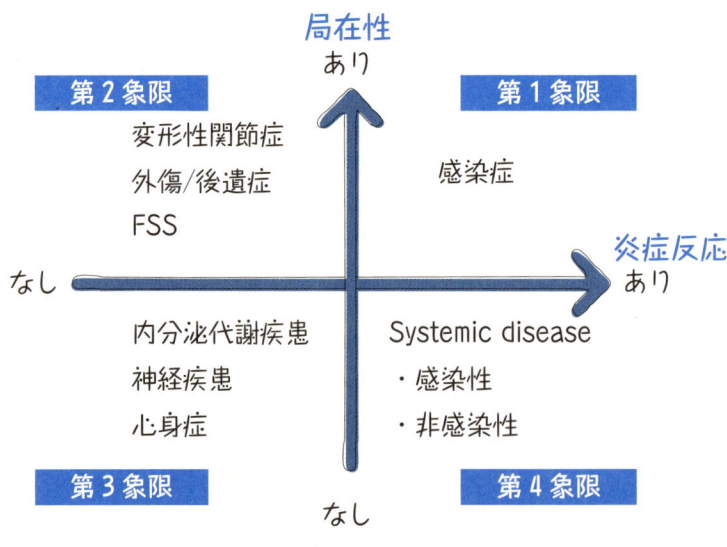

不定愁訴診断マトリックス

限局した領域の圧痛となり，炎症反応は伴うが，下痢，便秘，発熱，疼痛の範囲などが派手にはならない．このように一般感染症の多くでは単一病原体が臓器を攻撃し，それに対して生体が局所的な炎症を起こすので，「炎症反応あり＋局在性あり」のパターンをとりやすい．この場合の局在性とは臓器症状のことである．肺でも脳でも骨でもいい．患者側からも，医師側からも，問題点の部位や様子がはっきりしているので，不定愁訴になりにくい．

次に「炎症反応あり＋局在性なし(第4象限)」について．これは，非感染性の炎症性の全身疾患が多数派である．微生物がこのパターンの病像を引き起こすこともあるので，パターンだけで感染症を否定しないようにすることはいうまでもない．たとえば，縦隔や気管周囲のみに病変がある結核性リンパ節炎は，軽度の炎症反応を伴いながら，局所症候を欠いて微熱や倦怠感のみが月単位で遷延することはありえる．CTなどでていねいに検討すれば別だが，不定愁訴になりうる．非感染性では，筋痛が目立たないリウマチ性多発筋痛症，塞栓症状なく循環動態にも影響がない段階の心臓粘液腫，頸部痛が過小評価されて気づかれないままの亜急性甲状腺炎，下痢などの腸炎症状が目立たない炎症性腸疾患など例はいくらでも挙がる．CRPが陰性もしくはCRPがすぐ下がる状態以外は常に病的であると考え，ワークアップの対象とし原因を検討する習慣をつけておけば，この「炎症反応あり(第1・4象限)」群が不定愁訴化することは滅多にない．

「炎症反応なし＋局在性なし(第3象限)」のとき
不定愁訴界の"幹部候補生"の多くがこの象限にいる！

このグループに属する病態・疾患群が不定愁訴となる理由や条件についてはこれまでほぼ言い尽くすことができているはずである．特に

―― 弱いが全身に影響がおよぶ病態は不定愁訴として表現されやすい．

と疾患因子の項目で述べたが，これはまさに「炎症反応なし＋局在性なし」

をおおよそ言い表している．内分泌代謝疾患，神経疾患などがそれに該当しやすく，横断的・全身性におよぶ諸因子が病態形成に大いに関わっているからとも述べた．ホルモン，神経系，抗体などを介した疾患で，かつ良性のふるまいをする内因性疾患というのは，容易に不定愁訴化する．繰り返しになるが，病悩期間の割に炎症反応が陰性のままであり，かつ病状の進行がない不定愁訴患者に，良性腫瘍（周囲組織を浸潤せず緩徐進行であるはず）と内分泌・電解質異常をまず想起することは，非常に実用的であるのでここでも強調しておく．

<mark>不定愁訴から，内科医が治療できる器質的疾患を見出す</mark>のは本書全体の目的であるが，このグループには本物の不定愁訴があることが多いため，不定愁訴界ではまさに「鬼門」と呼ぶに相応しい．これについては分類のひとつとして後述する．

「炎症反応なし＋局在性あり（第2象限）」のとき
内科系では機能性／機能障害性疾患が幅をきかせる象限！

このグループは扱いが非常に難しい．接する象限との境界が不明瞭であることも多い．大まかなとらえ方として，特定の臓器や器官の機能が障害される病態を想像していただきたい．

まず始めに「炎症反応なし＋局在性あり」となるが，不定愁訴にならない例を挙げる．変形性関節症は，膝など限られた部位であれば，長期にわたり炎症反応なく局在する症状（この場合，膝痛）が続く疾患である．Precordial catch 症候群は，小児〜若年に多い良性の胸痛であり，限局する鋭痛が前胸部に生じ，数秒〜数分で収まる．急に発症し深呼吸で増悪，疼痛の程度は非常に強いため未診断の状態では不安を伴う．頻度は月に1回あるかないかくらいではあるが，1回1回の疼痛のimpactが強いので，不定愁訴化することもある［コラム：マニアック不定愁訴学①（p.23）］．ただし，症状が非常に限局的であるので，疼痛部位への画像的精査などといった<mark>検査プランが一応はたつ</mark>．この症候群を知っていればひとまず不定愁訴とはならず，種々の診察・検査ののちに診

断が可能である.

　外傷後というのは，普通は不定愁訴にならないが，不定愁訴にもなりえる病態である．外傷そのものの損傷による症状のみならず，種々の心的修飾がかかり，身体医学的に了解不能な症状がその局部に遷延することがある．教科書的ではないが，たとえば腹部の外科手術後に創部の痛みを訴え続けることは，自施設かつ個人の経験だけで相当数ある．広義の"phantom pain"なのかもしれないが，出会う割にあまり確立されていないと思う.

　次に，不定愁訴診療においてこの第2象限の中核となる存在になるであろうfunctional somatic syndrome(FSS)について述べる．FSSは容易に不定愁訴化する．FSSを成すcommonな症候群・病態を表1に列挙した[1]．疾患の分野（科）でいえば，消化器内科，婦人科，アレルギー科，整形外科，心療内科ということになる．慢性Lyme病＝感染症科，線維筋痛症＝リウマチ科という組み合わせとなる可能性もあるものの，施設によるだろうが，この2疾患は心療内科での診療となることも多いであろう．また，Sjögren症候群は，まれな腺

表1 FSSを成すcommonな症候群・病態

Irritable bowel syndrome：過敏性腸症候群
Fibromyalgia：線維筋痛症
Chronic fatigue syndrome：慢性疲労症候群
Non-ulcer dyspepsia：非びらん性ディスペプシア
Tension headache：緊張性頭痛
Non-specific chest pain：非特異的胸痛
Chronic pelvic pain：慢性骨盤痛
Premenstrual syndrome：月経前症候群
Temporomandibular joint disorder：顎関節症
Electromagnetic hypersensitivity：電磁波過敏症
Multiple chemical sensitivity：化学物質過敏症
Sick building syndrome：シックハウス症候群
Chronic low-back pain：慢性腰痛症
Chronic Lyme disease：慢性ライム病

(Henningsen P, et al. Lancet 2007；369：950を基に筆者作成)

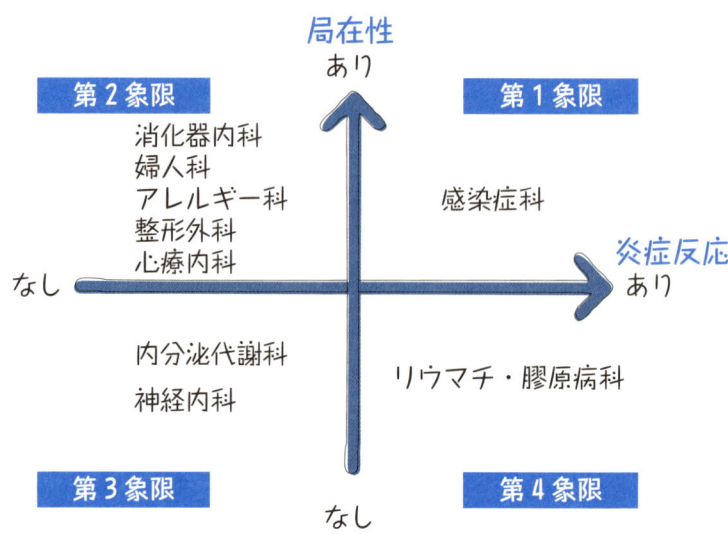

不定愁訴診断マトリックスに診療科をあてはめてみると…

外症状を除けば眼・口腔乾燥が主体の症候群であり，症状の領域が限られるのでこのグループに入れてよいと考える．そして症状は解決されずに遷延するので，不定愁訴化する疾患としてリストされうる．

　以上を総括すると，科でいえば，第3象限は内分泌代謝科および神経内科，そして第2象限は主に消化器内科，婦人科，アレルギー科，整形外科，心療内科，第4象限はリウマチ・膠原病科ということになる．

　本項の冒頭で，隣接する象限との境界が不明瞭と述べたが，たとえばChronic fatigue syndrome（慢性疲労症候群）は，倦怠感や睡眠障害等のみで局所所見に乏しいことは十分にある．その際には第3象限，すなわち「炎症反応なし＋局在性なし」の様相を示す（ただし，局在性があまりになさ過ぎてかえって睡眠障害が相対的に前景にたつこともあるだろう．そのときには不眠症とされて精神科や心療内科に引き継ぐという プランがたつ ので不定愁訴化しないかもしれない）．

前述した「炎症反応なし＋局在性なし（第3象限）」のグループとの違いは局在性の有無であるが，その本質は何であろうか？　本グループ，すなわち「炎症反応なし＋局在性あり（第2象限）」では，ホルモン・神経系といった全身性な影響というよりも，「自覚的な局所症状の 増幅 」が本質である．おおもとの症状はたいしたことがなくても，

・自律神経（調節障害，過緊張など）
・心理的な修飾（不安緊張状態，性格，プライド，神経質さ，認知の歪みなど）
・心理社会的因子（職場や家庭の不和，失敗，身内の不幸，介護疲れなど）
・別の疾患の修飾（慢性病，精神疾患など）

などがあいまって増幅因子となり，"当初はたいしたことはなかった"はずの症状の遷延化が起こるのである．感じる症状への過敏・過剰反応，症状が生じたことへの受容不良，症状の自然鎮静の遅延などが候補となるメカニズムであろう．

2 患者の表現の問題

　このカテゴリーは，切り口としては横断的であるが，不定愁訴を診療するうえで重要な観点であるので，こうしてグループとして独立させる．「患者の表現が歪む」ということについては十分述べてきたが，その具体例についてここで触れておく．

・思春期
・精神疾患あるいは心療内科圏内
・認知機能低下，知的障害
・病的状態（sick, weak, inactive）
・外国人（日本語が母国語でない）
・感覚器の機能低下ないし不全（聾唖者，重度の白内障，難聴など）
・重度肢体機能不全（頸髄損傷，脊髄疾患，外傷後の重度の後遺症など）

このいずれにおいても，患者因子のところで述べた「エフェクター」の調整不良となりうる（この例でいえば，アンプから聴こえる音が"ノイズ"や"不協和音"などになってしまうわけである）．これらのどの背景であっても問診がしづらく，苦労して得た病歴情報も量や精度に難ありとなる．
 最近経験したケースのシナリオを例示する．

 30代後半の男性が一般内科外来を受診．問診票の記載はしっかりしており，代筆者がいることもなく患者本人の字で記載されたものだ（看護助手による情報）．「右足の甲が夜にだけじんじんと焼けるように痛む」というのが主訴である．"糖尿病が心配"とも問診票に記載されている．多忙につき，診察前に行ってもらった血液検査は，糖尿病を示唆する所見はない．CRPも陰性であった．この時点で「炎症反応なし＋局在性あり（第2象限）」に属し，「不定愁訴」の雲行きである．そして患者さんを診察室に呼び入れた．「糖尿病はないみたいですよ．よかったですね！」と私は言った．すると，反応がないのである．どんなに大きな声で，そして言葉を変えて伝えても，また話題を変えても，スムーズな反応がない．不定愁訴が早くも確定した感があった．ようやく言葉にしてもらった発言も，年齢に比してたどたどしいというか，内容は成熟しているのだが，何とはなしに不明瞭で，何より表情もおぼつかない．多忙な私は，この患者のあとに大挙押し寄せている患者たちのことが頭をよぎった．「血液検査や大まかな神経所見に緊急性はないのだから，とにかく薬だけだして帰してしまおう」と思ったのである．処方して，処方箋を渡して，次回の予約をとり予約票を渡した．その直後，患者さんが椅子を正しながらかがんで少し私に背中を向けた瞬間，私は"あるもの"を発見して仰天した．なんと，右耳にちょっと特殊な補聴器をつけていたのである．耳介の形に似せて，そして肌色だった．「そうか！ この人は（程度は不明ながら）いわゆる"聾唖者"だったのか」とそのとき初めて気づいたのだ．おそらく発声がうまくいかない障害をもっているのであろう．彼の"見事に普通な"問診票が印象に残り過ぎてしまったに違いない．

このシナリオでみられた一種のコミュニケーション不良は，「感覚器の機能低下ないし不全」を背景にしていたのだった．つまり，不定愁訴をみたとき，このような背景がないかどうか 立ち返る ことの重要性をこのシナリオを通してお伝えしたいのである．
　最後にリストアップした，重度肢体機能不全者というのは，たとえば脊損患者を想定されたい．彼ら・彼女らは，交通外傷などで比較的若くして障害を負った者も多く，かといって先天疾患でもないわけだから，脳は普通なわけである．脳が普通であるのに，肢体が動かせないということのストレスたるや想像を絶する．単に要望が多いにとどまらず，症状にまつわる発言内容が歪むのは当然ともいえ，不定愁訴化しうる背景として 立ち返って 認識すべきと考える．
　救急診療の現場で，アルコール酩酊状態の患者をみたら，トリアージランクをひとつ上げることは通常されていることと思う．この場合，患者自身の訴えを信用せず頭部外傷痕などの客観所見をもとに，CTなどの適切な検査を実施するであろう．それと同様に，このグループの患者に対しては，実際的にいえば，患者の発する言語以外の情報を十分重視する心構え をすればよい．単に分類して，「不定愁訴です」とラベルすることが目的ではない．背景に 立ち返り，問診の信憑性について合理的に見直すための実用的分類 なのである．
　問診を難しくする背景をもつ患者の診療は，次に述べるDoctor's neglectに繋がりやすい．不定愁訴のentry（入り口）となるところであり，注意して診療に臨むべきである．

3 Doctor's neglect

　不定愁訴を形成する因子のひとつに医師側の因子もあることは，既に述べた．その詳細は，現実には複雑でかつ個別性が強いので，ここで総論的に記述するには無理がある．しかし診断がうまくいかないとき，医師側の認知心理学的な修飾が関与していることが多いのは事実である．
　ここでいうneglectというのは，ミスや過失，過誤ということを指している

のではない．ある一定の確率で，どんな施設でも誰もが避けられないものを指している．システムによるものにせよ，個人によるものにせよ，リスクマネジメント上当然あるものとして扱うべきエラーのことである．つまり，「あってはならない」と考えるのではなく「常に潜んでいるかもしれない」として認識しておくべきものである．医療の世界では「医療安全」関連で登場する考え方なので，イメージはしやすいと思われる．そのようなエラーのうち，不定愁訴診療（ひいては診療全体）における代表的なエラー因子を次に挙げる．

・疲れ
・好み
・経験，能力不足（知識不足，情報統合力不足）

　医師も人間であり，疲労し，自分の専門性や研究分野，知的好奇心に応じて診たい疾患・診たくない疾患があったりするものである．また，経験や診療能力が不足していたために，目の前に診断の手がかりがあるのにそれと認識できない，または病態や疾患を知らない，患者の歪んだ表現に埋もれたヒントを取り逃す，なんてことも起こりえる．このような医師側の因子は，不定愁訴という状況をつくることに寄与する．

　不明熱を失敗学の見地からとらえ，不明性の原因を一元的な発生因子に求めたりするのではなく，エラーが重層して生じるものであって，これをリスクマネジメントの世界で登場する**スイスチーズモデル**にあてはめてとらえた優秀な臨床医を私は知っている．

　不明熱は，単に疾患分野で分類したり（感染，腫瘍，膠原病…のアレである），原因疾患を認識したりするだけでは，診療は上達しないと私は考えている．どんな精査がいつどこで誰にどのように行われ，いつどこで誰にどのように解釈されたかが大事である．不明熱とされる前の精査内容が，外来でちょっと当てた超音波を指すのか，放射線専門医の読影レポートのないプレーンCTを指すのか，はたまたFDG-PETと血液培養複数セットと2回の骨髄穿刺の組

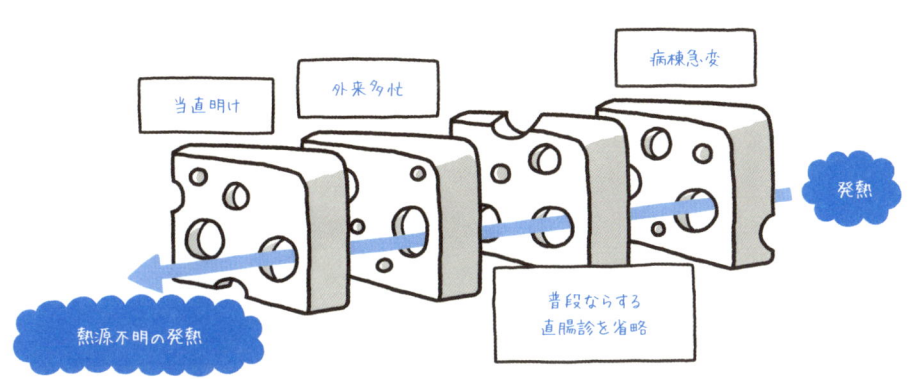

不明熱診療におけるスイスチーズモデル―たくさんの重層的なエラーが重なると…
(帝京ちば総合医療センター血液・リウマチ内科：萩野昇先生の講演スライドを基に筆者作成)

み合わせのことを指すのか，などによって不明性の質も量も変わってくる．また，個別の知識よりも情報の統合力が問われる一方，各論的に熱性疾患・病態の"バリエーション"をよく知っている必要がある．そして，目の前にみている病態はある疾患の完成形とは限らないということを，常に認識しておく必要があるのである．確定事実・確かな前提がなければ決断しない医師と，曖昧でも方向性を推定し確固たる確証がなくても前に進まなくてはならない状況によくいる医師とでは，不明熱診療の内容が大きく変わるであろう．

以上のようなことだけでも，不明熱の候補疾患の集計は大きく変わっていくため，不明熱研究の結果を実臨床に適用する際は，よほど集計集団の条件をそろえない限り参考程度にしかならないかもしれない．私見では，不明熱診療のコツは，熱を不明熱にしないという"気概"のみであると考えている．

大きく不定愁訴から脱線したように感じるかもしれないが，不明熱と不定愁訴にはanalogyを超えてsimilarに近いレベルで，概念的に類似・相似性があると考えている．ここで述べた不明熱診療のことは，そのまま不定愁訴診療に置き換えられると思うので，あえて不明熱に関する記述に紙幅を割いた．

4 本当の不定愁訴 ―いわゆる medically unexplained symptoms(MUS)をもつ患者も含めて

これは［本当の不定愁訴患者との面談のコツ］（p.135）で述べる．

最後に

「分類」というと，どれか一つに当てはまるものだという印象をもたれるかもしれない．私はこの項の冒頭で，不定愁訴はいびつな多面体であると例えたが，この不定愁訴の分類1～4の どれかに 相当するものだとはいっていない．

たとえば，「患者の表現の問題」と「Doctor's neglect」の両方の面があるだとか，それにプラスして「炎症反応なし＋症候の局在性なし」の要素もあるだとか，そういうことは当然あっていい．それが「不定愁訴」である． 不定愁訴は多面性をもったもの であって，要素別に分離できる（＝ clear-cut に分類できる）ものではないのである．

▶ 文献
1 Henningsen P, et al. Management of functional somatic syndromes. Lancet 2007；369：950.

> マニアック不定愁訴学①
>
> ## 不定愁訴の病態分類における「intermittent stimulation による irritable condition」というカテゴリー
>
> 慢性持続性の症状でなく短期間であっても，また間欠期には無症状であっても，1回1回の症状が発作的で強烈であり，かつ反復すれば，総体として不定愁訴にみえることがある．不定愁訴が時間・分布・程度が適度なバランスの上に成り立つということの 例外 である11疾患を例示する．

過敏性腸症候群	強い腹痛・下痢発作を反復
片頭痛	強い頭痛発作＋嘔気などの随伴症状を反復
Precordial catch 症候群	p.14 参照
多発性硬化症	その都度寛解するという病型がありうる．p.30 参照
三叉神経痛	持続時間はこのリストの中ではもっとも短いが，痛みはあまりに激烈で不快そのもの．中年女性に多い．比較的 common な疾患．後頭神経痛よりも症状がつらそうである．
家族性地中海熱	発熱＋腹痛・胸痛の発作が有名．1～3日で自然におさまるので，長年問題視されないままのことがある．常染色体劣性の形式とされるが，ヘテロ接合体でもこの疾患はありえる．日本では家族歴は約20％のみ．
Fabry 病	小児あるいは小児期の不定愁訴（休みがち等）の男性で考える．四肢の疼痛発作や低汗症が特徴だが，気づかれず診断の遅れを生ずることが多い．古典型は気づかれやすいが，ヘテロ接合体の女性，心・腎がメインにくるタイプなどでは発見が遅れる．
遺伝性血管性浮腫	家族歴でわかることが多いが，ストレスなどがトリガーとなって，血管性浮腫を発作的に繰り返す．腹痛（腸管浮腫）だけのこともある．その繰り返すさまが不定愁訴にみえることがある．発作時の血清補体 C4 を測定し，低値ならば本症を疑う．
急性間欠性ポルフィリン症	比較的若年の女性に多い．強い腹痛発作と精神・神経症状の随伴．頻回の受療行動含め，総体として精神疾患とされていることが多い．本症由来の慢性的な精神・神経障害もありうる．発作は，薬剤のほか炭水化物やカロリー不足が誘因になることも．

鉛中毒	慢性経過が多い．腹痛，頭痛，神経障害や性格変化など．腹痛は疝痛が特徴で，このカテゴリーに入りうる．日本において今日的には，中古バッテリー取り扱い業者（鉛を抽出してリサイクルする目的），長期井戸水摂取，仏具の絵付け師，塩化ビニル加工業者，顔料製造，鉛ガラス製造などの職業曝露が特徴である．
Sickle cell disease（鎌状赤血球症による異常ヘモグロビン症）	いわゆる鎌状赤血球発作．黒人に多い遺伝性異常ヘモグロビン症．アフリカ系黒人の腹痛発作をみたら考える．米国人でもアフリカ系なら考える．ヘテロ接合体なら成人例もありえる．HbA1cの異常低値をみるのが特徴．日本人には例がないが，東京オリンピック開催を見据え，日本でもアフリカ系外国人を診療することになるかもしれないので掲載した．

2章

不定愁訴診療実践編

2 不定愁訴診療 実践編

総論から実践へ

マトリックスを最大限に有効活用するために

　「はじめに」において，不定愁訴というものを前にしたときに臨床医の実践に結びつかなければ意味がないと述べた．不定愁訴をみても，まずは身体疾患を考えるのが本書のテーマである．これを理念で終わらせるのではなく，実践するための"テンポよく使える方法論"があるとよい．本章で述べるのはその実際であり，マトリックスを活かすために知っておくべき技術ともいえる．

　不定愁訴は，面談が難しいというイメージが湧かないだろうか？　しかし不定愁訴診療を実践するためには，実は占い師的なスタンスだけでは解決しない．常に，"守って・攻めて"のかけひきをしながらバッターを追いつめていくピッチャーのようなスタンスがまず必要である．しかし，不定愁訴診療では速い直球ばかりの構成では打たれる．正論が通じないことが多いからである．球種が多彩で百戦錬磨でなくてもよい．私のおすすめは，「少ない球種で，三振に切ってとるようなピッチング」である．三振をとるということを，「不定愁訴から身体疾患を見抜く」ことに例えているのである．キレ良くいきたい．この実践編では，いくつかの"三振をとる"ための持ち球を紹介するので，これらを心得ていただき，どんどん三振を量産して欲しい．

　次の項目で述べるのは，「原則」と銘打っているとおり，不定愁訴診療における具体的な心構えそのものである．マトリックスさえあればすべてうまくいくわけではない．特にトリを飾る「原則5」認知機能の異常に注意！は，このセクションのキモ中のキモである．認知機能というと，高齢者のいわゆる認知症のようなことを想像されるかもしれないが，私は広義にとらえている．認知機能の問題は，広範囲に不定愁訴形成に関わっているので，ここを磨くことはす

なわち「決め球」を磨くことになるはずである.「原則5」を身につけることは,「切れるフォークボール」をマスターすることである!
　個別の努力で,三振をとる(＝不定愁訴から身体疾患を見抜く)工夫をしていただくことを願っている.

2 不定愁訴診療 実践編

不定愁訴診療 5つの原則

1 バイタル正常でも病気はありえる

　本書で扱う疾患群のほぼすべてが，救急診療（ERや夜間当直）などにおいて，いわゆる「帰せない」患者とはならない．バイタルサインはたいてい正常であり（もしくは緊急性がないとされ），忙しい業務のなか受診するこのような患者は得てしてその場では受け入れられず，帰宅を促され，翌日以降の日中の受診を指示される．そのような患者の中にも，ある種の器質的・内科疾患をもった患者は紛れてくる．私の本意は，ERのような場でもすべての可能性を考えて鑑別疾患を検討しろという種の「美しい提案」をすることではない．何度か医療機関を受診したけれども解決されず，いまひとつ診断や治療について確定されず，そして症状に困っている患者が日中の外来を訪れたならば，何らかの診断しにくい疾患が隠れているかも？　という眼で一度は診察して欲しいということである．

　私は1章において，不定愁訴の前提条件として長期間（慢性）の症状を挙げた．したがって，救急外来をはじめとする診療の場では，不定愁訴を呈した患者に対して，"その場で確実に"見出さなければならない疾患はないといってよい．しかし，いくつかの疾患は，必ず翌日以降の内科受診につなげなければならない．その場で緊急性はないが，すぐに内科医に精査をつなげるべき疾患について，初期の症候と疾患否定のための検査を表1に示した．リストアップの条件は，長期の症状であって，介入によって可逆性であり，かつ早期の発見が予後に影響する器質的・内科疾患であることとした．すなわち，早期に診断しても有効な治療手だてがない Creutzfeldt-Jakob 病，運動ニューロン疾患や神経

> **不定愁訴診療　5つの原則**
> 1. **バイタル正常でも病気はありえる**
> 2. CRP陽性を見過ごさない
> 3. 全身疾患を想起せよ
> 4. 感染症は少ない
> 5. 認知機能の異常に注意！

表1 内科医に精査をつなげるべき疾患の初期の症候と疾患否定のための検査

症候	疾患	否定するための検査
認知機能低下	・慢性硬膜下血腫 ・甲状腺機能低下症	頭部CT あるいはホルモン測定
神経不定愁訴	・多発性硬化症 ・Fisher症候群 ・脳腫瘍	脳・脊髄MRI，髄液検査
頭部不定愁訴	・脳動脈瘤 ・脳腫瘍	脳MRI・MRA
倦怠感	・血管炎 ・副腎皮質機能低下症 ・甲状腺機能低下症	CRP測定 あるいはホルモン測定

変性疾患，症状が不定愁訴的であっても経過が急である脳血管障害，認知症様症状を呈するも随伴症状や血液データ異常が通常重いはずであろう血管内リンパ腫など，これらの例はいずれも不定愁訴となる可能性があるが表からは外した．

　しかし，この表は不完全であると思っている．迷う症例や疾患もあるからである．たとえば，神経梅毒は可逆的な要素もありつつ固定化されてしまうこともあり，至急の精査の必要性については疑問が残る．精神変容，認知機能低下をはじめ，非特異的な症状でも来るので不定愁訴化しやすい．例外をどこまで許すかで迷いがあったが，シンプルな表にするためにこのリストとした．スクリーニング法を後述するので，そちらに譲りたい．

比較的長期の不定愁訴を呈する患者で，その場で緊急性はないが，すぐに内科医に精査をつなげるべき疾患

ここでは，介入によって可逆性であり，かつ早期の発見が予後に影響する器質的・内科疾患である表1の疾患について，各論的に簡単に解説する．

1 慢性硬膜下血腫

亜急性経過の認知症様の変化で気づきやすいが，慢性経過もある．表への掲載に関しては迷ったが，血腫が増大傾向となればmortalityにも関わることになるし，また何より症状が可逆性とされる疾患であるのでリストアップした．慢性硬膜下血腫の存在下に（いわば"2nd attack"的に），さらに転倒・頭部外傷などが重なれば血腫の増大や新規血腫形成が予後を悪くするかもしれない．本疾患は脳外科的には緊急手術の対象とはならないようではあるが，このような背景からすぐ否定すべき疾患として取りあげることとした．

2 多発性硬化症

まれな疾患であるので，まずは症状と徴候を表2[1]に示す．このように，症状が増悪するとしても年間数度であり，また神経症状も一般内科医も苦手とする（？）感覚異常の診察や脳神経の診察によって認識されるものであったり，歩行障害の有無や歩容の質について査定を要するものであったり，適切な画像検査を選択したり，そのうえで髄液検査の適応や治療介入について検討したりといった諸々の問題を伴うのが多発性硬化症である．かなり不定愁訴化しうる疾患であり，かつ視神経炎（視力）や身体機能に障害が起きうる疾患であるとの認識が必要である．見過ごしが機能予後に影響しかねないという点で，リストアップした．

表2 多発性硬化症の症状と徴候

寛解と増悪を繰り返す多様な中枢神経の障害を特徴とする．増悪は平均約3回／年だが，頻度には大きな幅がある．最も多い初発症状は，一肢もしくは複数肢，体幹，または一側顔面の感覚異常；下肢や手の筋力低下または巧緻運動障害；視覚障害（例：球後視神経炎による片眼の部分盲および痛み，眼麻痺による複視，暗点）である．その他よくみられる初期症状として，軽度の肢のこわばりや異常な易疲労感，軽い歩行障害，膀胱制御困難，めまい，軽度の情緒障害などがある；通常，これらはいずれも中枢神経が散在的に侵されていることを示し，ごく軽微な場合もある．過度の熱（暖かい気候，熱い風呂，発熱など）が症状および徴候を一時的に悪化させることがある．軽度の認知障害がよくみられる．無感動，判断力の欠如，または不注意が生じることもある．情緒不安定，多幸感などの情緒障害，なかでも抑うつがよくみられる．抑うつは反応性の場合もあれば，多発性硬化症の脳病変に一部起因している場合もある．少数の患者には発作がみられる．

(THE MERCK MANUALS online medical library より抜粋．下線は筆者挿入．)

3 Fisher 症候群

Fisher 症候群は不定愁訴化する疾患である．初期であったり症状が軽かったりすると，外眼筋麻痺が（自覚的にも他覚的にも）うまく認識されないことがある．失調も，もともと高齢であるなどの背景があると，ていねいに診察しなければ検出されにくい．この状態では，医師が Fisher 症候群を想起できない

多発性硬化症・悲喜こもごも

多発性硬化症は，いうまでもなく「時間的・空間的多発」が特徴であり，それが疾患名に冠してある．症状は，本文で述べたように多彩である．多彩だからこそ，少しでも疑えてしまうときには鑑別に入れてしまう．

しかし，私を含め一般内科医（非神経内科医）にとって，"空振り（＝念のため神経内科医に診てもらうが即否定的と回答されること）"が 多発する 疾患でもある，という皮肉がある．ちなみに私も頻繁に空振りをする．

と不定愁訴となる．ここでは緊急性について述べる．Fisher 症候群自体に緊急性はない．

　Bickerstaff 脳幹脳炎という，Fisher 症候群の亜型ともいうべき疾患がある．どちらも抗 GQ1b 抗体が関与するとされ，共通性もある．Fisher 症候群としての外眼筋麻痺や失調といった症候をとりながら，意識障害や脳幹障害を合併したような疾患である．Bickerstaff 脳幹脳炎は mortality に関わる病態である．つまり，Fisher 症候群を認識した時点で，Fisher 症候群自体に緊急性はないものの，Fisher 症候群自体の確定診断も含めてなるべく速やかな精査につなげるべきとの方針がたつのである．ちなみに，Bickerstaff 脳幹脳炎の頻度が多いわけではない．Fisher 症候群が不定愁訴となりやすい側面があることを強調したい意味もあり，リストアップした．

4 脳腫瘍

　脳圧亢進による症状としての非特異的頭痛と消化器症状のほか，脳腫瘍自体で精神機能の変化が起きうることは，すでに教科書レベルの話である．傾眠，嗜眠，人格変化，異常行動，認識障害などがありえ，悪性だと頻度が高い．不定愁訴的となり，かつ悪性がありえるので，この表にリストされるべき疾患とした．

5 脳動脈瘤

　日本未破裂動脈瘤悉皆調査（UCAS Japan）を conduct した森田らをはじめとするスタディグループの調査結果が，2012 年 New England Journal of Medicine に掲載された[2]．5,720 例 6,697 瘤を調査対象とした大規模な集計である．この UCAS Japan の中間報告の段階（2004 年，中間報告Ⅲ）の調査報告の中に，瘤の発見経緯の第 1 位は「不定愁訴の精査」で 46％にものぼった という記載がある．先の New England Journal of Medicine の中には，「不定愁訴」に直接対応する英語表現はないので，調査項目が組み直されたものと思われる．おそらく，"Screening" と "Headache or dizziness" とに振り替えられたものと思われる．

（画像的に瘤による mass effect などがないことを前提とした）脳動脈瘤の症状のひとつが不定愁訴という結果には首をかしげてしまう．画像検査の件数が多い日本独自の事情を反映しているのだろうか？　とにかく「不定愁訴の精査」が脳動脈瘤発見経緯の"最大派閥"であろうことを，理屈ではなくデータが示している．

6 血管炎（巨細胞性動脈炎，結節性多発動脈周囲炎，ANCA 関連血管炎など）

まずは，すぐの内科精査につなげるべき理由を説明する．巨細胞性動脈炎は以前の側頭動脈炎のことで，頸動脈由来の動脈分枝である眼動脈や浅側頭動脈の分枝の一部の動脈炎により視覚障害のリスクがあり，失明の可能性がゼロでなく，一般には早い治療を必要とする疾患とされている．また，結節性多発動脈周囲炎や ANCA 関連血管炎では，末梢神経炎（多発単神経炎のパターンが有名）を来しうる．運動神経も罹患され，またこれが初発症候となりうるので，こちらも内科 emergency となる潜在性を秘めている．神経だけでなく，脳血管障害や下血なども致命的になることもある．

血管炎に関しては，擬診の段階では専門医も rule in が難しい病態であり，ここでは否定の仕方，すなわち CRP を測定し陰性を確認することを強調したい．CRP 陰性の血管炎がどれくらいあってどのようであるかを論じるのは本書の目的でない．血管炎では普通 CRP は陽性である．「まぁ血管炎ではないであろう」と思える患者に対して測定する CRP が陰性であったときは，血管炎を否定してよい．

7 ホルモン欠乏（甲状腺機能低下症，副腎皮質機能低下症）

倦怠感や認知機能低下の原因となる．通常は良性疾患であり，診断が遅れ長期の経過となり，不定愁訴化する（むしろ不定愁訴となることが普通である）．緊急性も，すぐの精査も要らないことがほとんどだが，極端に欠乏している状態であれば身体的に余力が少ないことになるので，精査を急いだほうがよい場

合がある．著しいホルモン欠乏があるなら循環不全となるリスクがあるので，状況把握を急いだほうが良いといえるのでこの表に組み入れた．

　7病態について，疾患理解をアシストする目的もあって各論的に解説したが，診断がわかるならその当該科にコンサルトすればよいので，やはり困るのは不定愁訴の段階である．とはいえどんな患者もはじめは症候からであるから，まずは 不定愁訴で来うる恐い病態 について知っておくというのが賢明と思われる．

▶ 文献

1　THE MERCK MANUALS online medical library. 多発性硬化症(MS)
　　http://www.merckmanual.jp/mmpej/sec16/ch222/ch222b.html
2　UCAS Japan Investigators, et al. The natural course of unruptured cerebral aneurysms in a Japanese cohort. N Engl J Med 2012 ; 366 : 2474-82.

早期の膵癌も不定愁訴になるかもしれないという話

　1980年代の大規模な集団検診データの集計（国立がんセンター〈現・国立がん研究センター〉）における厚生省がん研究助成金による報告集[1]によれば，40歳以上で人口10万対40前後，つまり0.04％に膵癌が発見されたに過ぎず，健常者対象だと早期発見率・経済効率もきわめて低いことが判明した．一方，受診時に明らかな疾患をもつ者を除きなんらかの消化器系の自覚症状がある患者を対象にすると，1〜2％もの膵癌患者を拾えたとの研究・集計がある[2]．先のがんセンターの集計でもほぼ同様の結果が得られている．これは，検査前確率が非常に重要（＝検査対象者の集団を選ぶことが大事）であるとの解釈にもなるが，本書のこの文脈においては消化器不定愁訴の患者に一度は膵癌を考慮しておくという解釈もできる．病態生理・解剖学上，不定愁訴と早期膵癌には合理的な関連性や因果はまったくない．ただの大規模な集計上の"事実"である．膵臓専門医の立場としては，予後が良いうちに発見したいという観点からプライマリケア医の役割に期待している面があり，不定愁訴をみる医師もこの不定愁訴の精査に際し発見される膵癌は，無症状の検診で発見される膵癌よりも頻度がかなり高いという事実は認識しておくべきと思われる．膵癌はStage I（特に上皮内癌）で発見されると予後がよく，かたやそれ以降のStageでは急に生命予後が不良となる．

　消化管不定愁訴をみたときに，膵癌とはまったく合わない症状であっても，一度は内科精査をしたほうがよいのかもしれない．そしてそれは，無症状の人（検診受検者）に行うよりも合理的であるかもしれない．

▶ 文献
1　土屋涼一．膵がんの早期診断と治療体系の確立．厚生省がん研究助成金による研究報告集62年度．p.26-32．
2　Homma T, et al. Serum pancreatic oncofetal antigen : its clinical usefulness for screening pancreatic cancer in combination with tests for other tumor markers. Gastroenterol Jpn 1983 ; 18 : 487-91.

2 | CRP 陽性を見過ごさない

　エッセンスを先に述べる．CRP が陽性なら，見た目の印象や診断推論としての「疑わしさ」の多寡・有無によらず精査の対象であるということを診療上の原則にしておけば大きく間違えない，ということである．見かけに反して CRP が高値という場面に遭遇することは，決してまれではない．不定愁訴診療において炎症反応の有無が不定愁訴をきたす疾患たちを分類する際に有用であること，また分類することのメリットとして不定愁訴という段階で効率の良い病態診断が可能となることなどについては先述したつもりである．**不定愁訴診断マトリックス**の本質は，CRP を巧く使うことにある．

　検査所見よりも身体所見のほうが大切であると言い切っているかのような意見がある．これは，多くの場合が初学者や研修医に「身体診察が重要である」ことを教育的に教示するために，キャンペーン的に言っているものと想像する（し，そうであって欲しい）．CRP などが役に立たず，身体所見が重要な手がかりないし臨床上有用であったとの場面を強調するのはいいことではあるが，実臨床ではその逆もあるということを，冷静に謙虚に例示しなければアンフェアであると思う．もしそのような「CRP が役立った」という場面を本当に知らないのであれば，私はそのような医師が真の臨床家であるのか激しく疑う．発言に影響力がある者こそ，後輩に対してバランスよく物事を伝えるべきである．

　症状が漠然としていて，かつ身体所見がはっきりしない患者に直面したとしよう．このような患者であっても，弱力価でも一過性でもない持続的な CRP 陽性であれば，原因特定にこだわるべきである．たとえば，血管炎があり得る．特に，晩期まで局所所見に乏しいままとなりうるもので高安動脈炎がある．同様に，有症化までに潜時が年余にわたるもので心臓粘液腫がある．自験例で，1 年間 CRP が弱陽性であったものがあった．長きに渡り，CRP 陽性の

> **不定愁訴診療　5つの原則**
> 1. バイタル正常でも病気はありえる
> 2. **CRP陽性を見過ごさない**
> 3. 全身疾患を想起せよ
> 4. 感染症は少ない
> 5. 認知機能の異常に注意！

みが先行した.

　目と耳が悪く，受け答えがはっきりしない，一見認知症のようにみえる患者の「どんな」症状も医師に過小評価され不定愁訴とみなされてしまうことがある．このような患者がリウマチ性多発筋痛症であることがある．身体診察や問診で異常とならなくて，唯一の異常がCRPや血沈の上昇であることがありうる．

　最近経験した自験例で，慢性咳嗽の精査に際し，病状に不釣り合いにCRPが異常高値をとった症例に遭遇した．血小板数も正常上限を超えており，腎細胞癌も疑って(肺野のみならず腹部骨盤まで範囲を広げ)CTを施行したところ，手術適応のある腎癌が本当に判明した(肺転移や胸膜浸潤はなかった)．慢性咳嗽は，非常にcommonな主訴であり，こうした患者全員が濃厚な精査対象には通常ならない．しかし，CRPの意味するアラート的な「臨床医を引き締める」意味合いで用いれば，効率が良くかつ安全であることを実感する．

　CRPは，どんな値をとったとしても，1：1の対応でわれわれに診断や方針を与えるものでは決してない．しかし陽性だったときには，病的な問題があるかもしれないという「臨床的な警告」を与えてくれる．臨床医は，どの種の決断をなす場合にも確率判断をしている．それならば，身体所見だけ，CRPだけ，という戦略は，この複雑な要因が交絡する臨床現場において明らかに賢明でない．どちらも大事なのである．

3 | 全身疾患を想起せよ

　この原則は，不定愁訴診療のみならず，内科診断学全般に通ずるものであると私は信じている．ある複数の症候をみたとき，まずはそれらを一元的に説明する仮説を考えるのが基本である．「全身疾患を想起する」というのはまさにそれを行うことである．

　全身疾患の中でも，症状・所見が突出せず，かつ症状の期間の割に身体が不安定化していかないような疾患，というのが不定愁訴化しやすい．このことについては既に述べたつもりであるが（[不定愁訴の多面性について]），原則3を実践するための第一歩は 局在性の有無を意識すること である．マトリックスを参照されたい．

　すなわち，縦軸の負領域（第3・4象限）が，局在性のない疾患が潜在する領

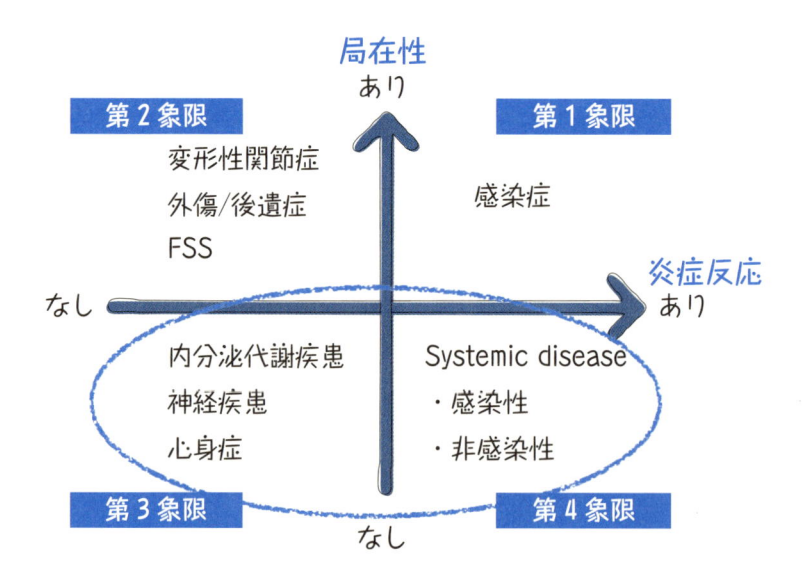

第2象限
変形性関節症
外傷/後遺症
FSS

第1象限
感染症

第3象限
内分泌代謝疾患
神経疾患
心身症

第4象限
Systemic disease
・感染性
・非感染性

局在性 あり / なし
炎症反応 あり / なし

> **不定愁訴診療　5つの原則**
> 1. バイタル正常でも病気はありえる
> 2. CRP陽性を見過ごさない
> 3. **全身疾患を想起せよ**
> 4. 感染症は少ない
> 5. 認知機能の異常に注意！

域である．それぞれについての説明は[不定愁訴の多面性について]に記述した．ここでは，「原則」と銘打っているため，発想法のようなものについて述べていく．

　原因未確定の不定愁訴をみたとき，炎症があろうとなかろうと，全身疾患すなわちこの第3・4象限の疾患から考えるのは，非常に実用的である．疾患分野でいえば，神経，内分泌代謝，リウマチ・膠原病（自己免疫性，炎症性疾患含む）である．頻度は少ないであろうが，感染症や血液も全身疾患といえる面があり不定愁訴となりうる．ただし，血算異常が出やすい血液内科疾患は，不定愁訴となりえないこともないが，比較的すぐ異常に気づかれると思われる．診療所や精神科外来などであっても，血算くらいは調べられることが多いからであろう．"その気になって"診察したり検査したりしなければわからないような疾患が不定愁訴となる．

　私は全身疾患をきたすことが多いこれら内科5科（神経，内分泌代謝，リウマチ・膠原病，感染症，血液）を「7つの海」になぞらえて，海系の科とよび，残る4科（呼吸器，循環器，消化器，腎臓）を大陸系の科とよんでいる．

　これら海系の科の疾患には，全身の系に影響が行き渡るための介在するモノがある．これは，病態そのものを指している．神経なら神経，内分泌ならホルモン，代謝ならたとえば電解質や酵素・代謝産物自体，リウマチ・膠原病と一部の感染症や血液疾患なら抗体や免疫複合体，サイトカインやケミカルメディエーター，もちろん感染症と血液疾患ではそれぞれ病原体や血液細胞そのものの影響などがそれぞれにおける介在するモノである．それは，個々の科・疾患

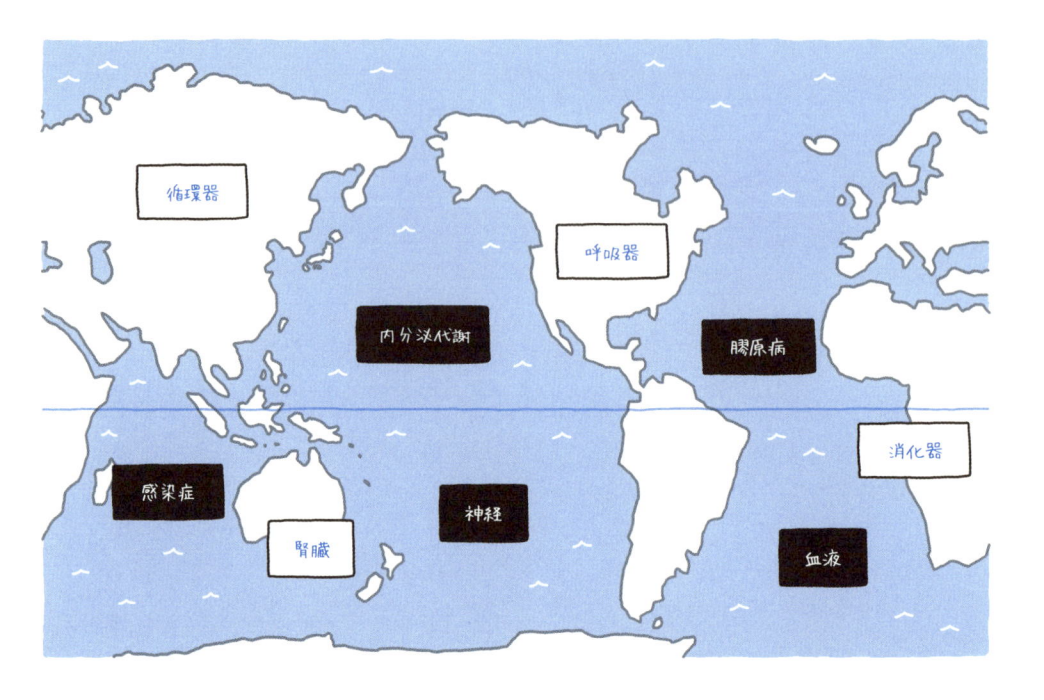

において違っていても，広い意味で体の中の系と系をつなぎ，系と系の間を埋め，総体として連携・連動させるようにして有症化たらしめている．

不定愁訴の器質因をさがそうとするときには，海系の疾患から考えるとよい．

マニアック不定愁訴学②

ただひたすらまれな病気

とにかくレアな疾患を挙げてみた．生涯において，すべて経験することはまずないだろう．不定愁訴にまぎれる疾患の候補というのは，際限がない．ここに挙げていない疾患以外に不定愁訴化することがあれば，ぜひ筆者にフィードバックいただきたい．

	症状	病態など
Gaucher病1型	慢性疲労，肝脾腫，血小板減少，骨痛，病的骨折	ライソゾーム酵素であるグルコセレブロシダーゼの活性低下に基づく，グルコセレブロシド（基質）の諸臓器における蓄積が本態．アシュケナージユダヤ（ロシア・ドイツの一部，ポーランド，ルーマニアなどのユダヤ人）ではcommonだが日本では極めてまれ．
Niemann-Pick病C型 若年・成人型	若年型：書字困難，学習障害，集中力低下，失調歩行など 成人型：ひきこもり，攻撃性，幻覚，妄想，小脳失調など．多彩な神経症候「垂直性核上性注視麻痺」に気づくと脾腫等の組み合わせでキーワード診断しやすい．	病型にもよるが，スフィンゴミエリンの蓄積病．出生10万人に1人，若年型は40歳，成人型は中年ぐらいまでの寿命とされる．
ムコ多糖症Ⅰ型（軽症型はScheie症候群という）	低身長，精神発達遅滞，関節拘縮，睡眠時無呼吸，弁膜症，慢性中耳炎，肝脾腫，特異顔貌など	文字通りムコ多糖の一種を加水分解する酵素の異常による．結局は種々の硫酸塩が多臓器において蓄積することが病態．日本では5～6万人に1人とされ，軽症型は気づかれにくく不定愁訴となりうる．
Erdheim-Chester病	倦怠感，中枢性尿崩症，小脳機能低下，骨病変，腎周囲の脂肪組織病変など	脂肪蓄積性の組織球が諸臓器に緩徐に浸潤．確実に進行性だが，ゆっくりで悪性ともいえない振る舞いをする．不定愁訴の成立条件を満たす．
硬膜動静脈瘻	慢性，進行性の認知機能低下，耳鳴，頭痛，視力低下など	機序は正確には不明．組織静脈圧上昇が生じていることによる？ 東洋人に多い．認知機能低下の鑑別として重要かもしれない．

4 感染症は少ない

「不定愁訴」という状況をつくることを許す要素として，長期・慢性(時間)，全身・非局在(分布)，軽度・自制内(程度)があり，これらが適度に存在し続けることが成立条件であることは既に述べた．

感染症の一般病態は，多くがこれとまったく逆である．すなわち，単一病原体が，ある場所を集中的に攻撃し，急性の経過となり，通常程度は強い．蜂窩織炎，細菌性咽頭炎や肺炎などがその好例である．急性のウイルス感染症は，局在はしないが程度は強く，長期間の不定愁訴とはならないであろう．原因がよくわからず症状に苦しむものを不定愁訴というのであるから，ウイルス感染症にかかった患者は通常は「わけのわかる」症状に苦しんでいる．

感染症自体では不定愁訴とはならないと考えてよく，感染症のことで不定愁訴となるのは 感染症をみつけるまでの間，あるいは 感染症だとすぐにわからず紆余曲折している といった状況のときかと思われる．内科医にとって「感染症かどうか」迷う場面はよくある．

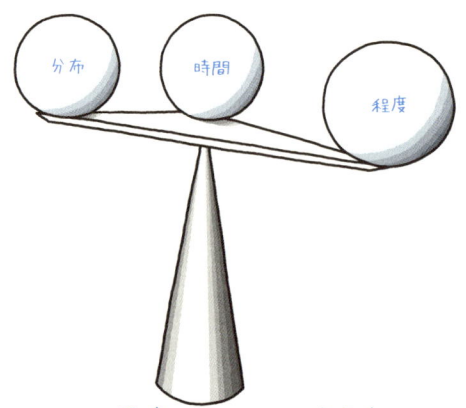

3つの要素がそろうと不定愁訴に

> **不定愁訴診療　5つの原則**
> 1. バイタル正常でも病気はありえる
> 2. CRP陽性を見過ごさない
> 3. 全身疾患を想起せよ
> **4. 感染症は少ない**
> 5. 認知機能の異常に注意！

不定愁訴になりえる感染症

　感染症では不定愁訴になりにくい．この前提を踏まえたうえで，不定愁訴になる かもしれない 2病態をここでは例示する．網羅・一般化は難しいと考えた．あくまで例を示す形であることを了承されたい．結核性リンパ節炎も，表在リンパ節でない部位のリンパ節が罹患すれば，一般的には（疑えても）確定診断まで紆余曲折しがちであり，不定愁訴となる potential はもっている（p.13参照）．

1 血流感染症

　特に亜急性細菌性心内膜炎のような，弱毒菌あるいは血液培養で発育しにくい菌による持続性菌血症のような病態は，"熱のみ"といった症状が数か月続くことがありえる．高熱が続けば，通常は自制できず不定愁訴は成立しないが，熱が微熱程度なら倦怠感程度の体感のまま日常生活は果たせるので不定愁訴になるかもしれない．しかし，CRPは必ず陽性になるであろう．

　医師によっては，「感染性心内膜炎（IE）がそんな軽症なはずがない．待てるはずがない．」と認識しておられるかもしれない．たいへん恐縮ながらも大胆に（？）述べさせていただくと，それは認識が不十分である．無理もない原因として，従前の日本の教科書には「血流感染症」という考え方・単元がなく，IEは敗血症とセットで記述されていた経緯が挙げられる．今さらではあるが，敗血症は感染症が惹起するSIRS（全身性炎症反応症候群：systemic inflammatory response syndrome)のことであり，ウイルス感染症契機でもいいし，また血液培養陽性を前提としていない．IEと敗血症は病態が異なるのに，教科書的記述が「場所的に」近いところに併記されているのは，読む側の立場で言えばmisleadingである．IEと敗血症とは，量の差ではない．質の差である．

　急性かつ重篤な経過をとりうる，黄色ぶどう球菌(市中の多くでMSSA)によるIEも確かにある程度の割合を占めるが，なまじこのMSSAによるIEの臨床経験があると，「IEとは非常に緊急性があって重症である」との認識(≒印象)で終わってしまうことがある．こういうのは経験ではなく体験という．警戒するのはよいが，過大な一般化はどうかと思う．実際にはIEのスペクトラムは広い．一見非常に全身状態良好にみえる患者の中にIEが紛れ込んでいる．とにかく疑うこと，疑い続けることである．

2 Q熱(*Coxiella burnetii* 感染症)[1]

　一部の特殊な病原体による感染症は，総体としては一応不定愁訴化しうる．

　Q熱とは，偏性細胞内寄生菌 *Coxiella burnetii* によって起こる人畜共通感染症の一つであり，病原体 *C. burnetii* は，レジオネラ目コクシエラ科コクシエラ属のグラム陰性菌である．自然界で多種の哺乳類・鳥類に不顕性感染の形で維持され，ダニなどの節足動物のベクターを介して動物同士の感染が広がっている．ヒトがらみの臨床では，動物との接触歴が重要であり，ベクターであるダニからの感染ではないとされている．したがって，ウシ，ヒツジ，ヤギ，イヌ，ネコといった動物との接触歴，特に分娩前後の動物や新生仔との接触の問診が，本症を考える第一歩ともいえる．診断は，頻度が少ないこともあって熟練した内科医でも臨床診断するのは通常困難をきわめるので，血清診断あるいはPCR(血液のほか，組織検体)で行う．ただし保険適用がないことが問題で，国立感染症研究所や北里研究所生物製剤研究所はそれらの検体検査を受け付けている数少ない施設である．

　次に不定愁訴との関連である．英語には不定愁訴を直訳できる語がないため，Q熱における臨床研究(または集計)を参照するときに留意されたい．すな

表1 北里研究所診断依頼時における臨床症状と陽性率

主訴	依頼数	陽性者数	陽性率
不明熱	273	29	10.6%
非定型肺炎	48	6	12.5%
慢性疲労症候群	21	1	4.8%
不定愁訴	500	86	17.2%
感染性心内膜炎	9	0	0.0%
その他	132	2	1.5%
	983	124	12.6%

(小宮智義. モダンメディア 2004;50(6):127-32 より抜粋)

わち，不定愁訴をひとつの症状として認識しているのは，私が知る限り日本だけである．しかしながら不定愁訴や慢性疲労といった主訴を示す患者の検体で，*C. burnetii* が証明されている．北里研究所での集計結果を示す(表1)[1]．

　この集計では86病院983例の依頼のうち，500例が不定愁訴患者の検体であった．まずこの事実に驚く．不定愁訴の鑑別にQ熱がありえるということを知っている臨床医がたくさんいるということを示しているのかもしれない．次に，その不定愁訴患者からの検体のうち実に17.2%もの検体で陽性となり，これは他の不明熱や肺炎，IEの患者からの検体の陽性率よりも高いことにも驚く(IEからは0%)．もちろん，この中に慢性Q熱としてのIEや非特異的肝炎や骨髄炎が含まれているのかもしれないが，ひとつの集計事実として印象的である．これらのデータを活用する際はまだまだ慎重に行う必要はあるが，「不定愁訴とQ熱との関連は無視できないかも」とはいえそうである．

　慢性Q熱の多くが感染症診断としてはIEの形をとる[2]とされてはいるが，日本での報告はまだない．しかし，IEの1〜3%程度が *C. burnetii* によるものとされているとの海外のデータから，現行で最も汎用されるIEの診断基準 Duke's criteria では，Q熱の抗体の活用についての記載がある．日本では underdiagnosis されているだけであろうか？　まだまだ不明確なところも多く，今後の日本での研究が期待される[3]．

　Lyme病罹患者もしくはLyme病の抗体保有者に生ずる非特異的症候(日本

式にいえば「不定愁訴」のことに違いない！）に対して名前がついており，慢性Lyme病（Chronic Lyme disease）という疾患単位があるとされている．Lyme病自体の解説は成書に譲るが，慢性Lyme病も，文字通り慢性持続性のライムボレリア感染によるものなのか，はたまた"つくられた"疾患単位なのか，というように，要はwell-establishedされていない[4]．それと同列かもしれないが，*C. burnetii* でも "post Q fever fatigue syndrome" という病態の提唱が存在する[5]．このようにQ熱とはいっても，不定愁訴の成因が，*C. burnetii* の直接関与（長期の菌血症など）なのか，実はただ誘因として働いている（間接関与）だけなのか，またはその両方なのか，まだまだ不明確である．よって「コクシエラ症」をひとまとめとして「不定愁訴」との関連はありそうであるが，その仔細な内訳については，他国との違いを含め，しばらくは曖昧なままであるとみる．慢性Lyme病のように．

▶ 文献

1 小宮智義．Q熱診断の現状．モダンメディア 2004；50(6)：127-32.
2 Case Records of the Massachusetts General Hospital (Case 5-2007). N Engl J Med 2007；356：715-25.
3 袴田康弘ほか．長期有熱患者におけるQ熱リケッチア（Coxiella burnetii）保菌の頻度ならびに臨床症状の検討．感染症誌 2002；76：901-10.
4 Henry M, et al. A Critical Appraisal of "Chronic Lyme Disease". N Engl J Med 2007；357：1422-30.
5 Arashima Y, et al. Improvement of chronic nonspecific symptoms by long-term minocycline treatment in Japanese patients with Coxiella burnetii infection considered to have post-Q fever fatigue syndrome. Intern Med 2004；43：49-54.

やっぱり「不定愁訴」は定義不能

　UpToDate®で，somatization（身体化）を検索すると
'The Diagnostic and Statistical Manual of Mental Disorders, Fifth Edition (DSM-5) does not use the term somatization, and has eliminated the category of diagnoses called somatoform disorders. DSM-IV-TR described somatoform disorders as illnesses with physical symptoms that were not explained by a general medical condition. Psychiatric nosology has evolved such that in DSM-5, the centrality or prominence of medically unexplained symptoms has been deemphasized, because it is difficult to prove that a symptom is not caused by a general medical disorder. Many of the somatoform diagnoses lacked validity, due to insufficient evidence for a discrete, characteristic cluster of symptoms and a predictable longitudinal course of illness. In addition, the criteria or cut-off points used to distinguish cases often appeared arbitrary.'
との記述があり[1]，このpassageを筆者が要約すると，次のようになります．
DSM-5では「somatization（身体化）」という用語を使わず，「somatoform disorder（身体化障害）」とよばれる診断カテゴリーが削除されてしまった．DSM-IV-TRでは「somatoform disorder」は内科的器質因では説明できない身体症状を呈する疾病として記述されていた．DSM-5では"medically unexpected symptoms（MUS）"が重要視されていない．MUSが，他の内科的原因によらないということを ちゃんと証明することは難しい，というのが理由である．

　要はMUSを定義しづらいというわけです．今，世界ではMUSですら定義できないのです．［1章 不定愁訴成立のための条件］でも触れたように，やはり「不定愁訴」も当然定義は不可能！

　なお，ここで引用したUpToDate®の「somatization（身体化）」の項は非常によくまとまっており，特にTableが秀逸です．身体表現性障害・身体化あるいは本書のこの周辺に興味をいだかれた先生は一読をおすすめします．

▶ 文献

1　Donna BG. Somatization : Epidemiology, pathogenesis, clinical features, medical evaluation, and diagnosis. In : Joel Dimsdale, et al. eds. UpToDate® : Wolters Kluwer Health ; 2014.

5 認知機能の異常に注意！

　認知機能の評価といえば，長谷川式認知症スケール(HDS-R)やMMSE(Mini Mental State Examination)などの点数がどうだということがすぐ持ち上がるが，実際は認知機能の評価は難しい．認知機能の症状だけでなく，精神症状(うつなど含む)，倦怠感といった症状は，症状の質も量もそもそも把握しにくい．局所の疼痛(腹痛，胸痛，頭痛など)や測定・定量可能な症候(体重減少，高熱，炎症反応など)とは違い，鑑別を進めにくいのである．したがって不定愁訴となる．

　さらに，精神症状のなかでも幻覚・妄想，希死念慮のようないかにも"精神科圏"と思われるときは迷わないが，軽度の抑うつや認知機能低下，あるいは

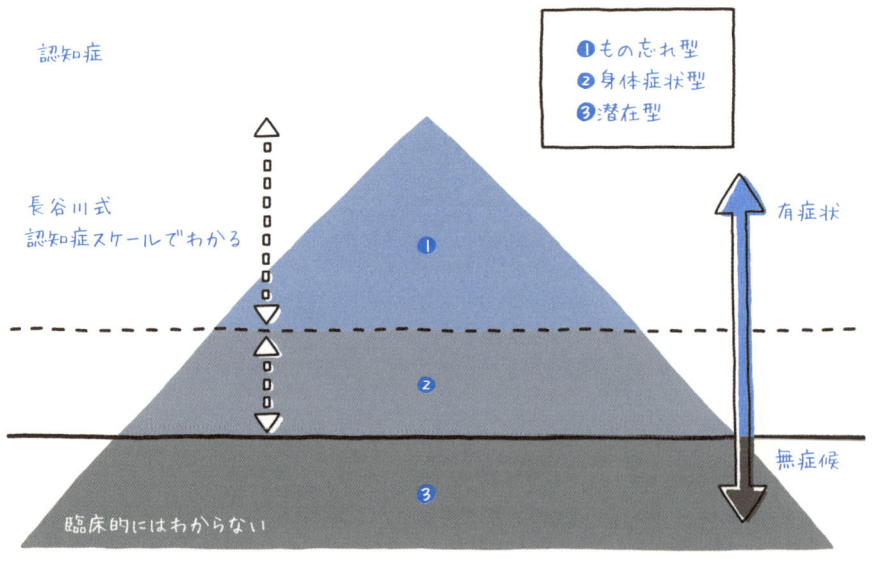

❶ もの忘れ型
❷ 身体症状型
❸ 潜在型

認知症
長谷川式認知症スケールでわかる
臨床的にはわからない
有症状
無症候

不定愁訴診療という観点からの認知症の実用分類

> **不定愁訴診療　5つの原則**
> 1. バイタル正常でも病気はありえる
> 2. CRP 陽性を見過ごさない
> 3. 全身疾患を想起せよ
> 4. 感染症は少ない
> 5. 認知機能の異常に注意！

それらによる身体症状・身体化を生じたようなときに不定愁訴化するといえる．うつに関しては，身体科医師やプライマリケア医に対する精神科医による啓発がなされ，簡易うつ病評価スケールなどの普及も進み，簡単かつ感度の高い問診を行えるようになってきた．よって「軽症うつが身体症状となる」ことはよく広まってきた印象がある．うつ症状かも？　と思うことさえできれば，自身で精査するにせよ精神科にコンサルトするにせよ，次の方針がたつ という意味で不定愁訴化しない．しかし認知機能低下に関しては難しい．

　図で解説する．この大きな三角自体が認知症であるとして，2本の横線でもって大きく3つに分類されると考えていただきたい．そして，実線の上方がなんらかの形で顕性・有症化しているもの，またその下方（❸）は不顕性・無症候性で，おそらくその時点でどんなに疑っていても確定できない認知症で，臨床的には不介入でもまったく構わないもの，にまず分ける．そして，もの忘れがあったり，HDS-R で低い点数であったり，臨床医が面談で何とはなしの疎通不良などで気づく認知症を❶もの忘れ型（点線より上方）とする．

　そして（ようやく本題），軽度の認知機能低下のために，そしてそのためにおそらくは「薄く・何となく"たちゆかない"」ことが慢性の心的ストレスとなり，身体化する，もしくは身体症状の表現が歪んでしまうことがありえる．このような身体症状で来る認知症，これを❷身体症状型とした．当たり前だが「認知機能が低下した」というわかりやすい触れ込みではやって来ないことに注意である．すなわち，本人も周囲の者も「もの忘れ」としては訴えず，身体症状の訴えになるので不定愁訴になってしまう．

HDS-Rのスコアのみで「ある・なし」をいえるほど「認知機能低下」という症状は簡単ではないのである．1章の内容と併せ，認知機能の異常が不定愁訴形成に寄与することは理解いただけると思う．

さて次に精神症候学の教科書的な話を少しする．身体疾患(内科疾患)と関連する精神病態を分類するとき，

・器質性精神病
・症候性精神病

という分け方がある．これらについて『精神症候学 第2版』[1]を要約し，解説する．

器質性精神病とは，脳の一次的な器質病変による，原則的には「慢性の」精神障害のことをいう．基礎疾患として，形態異常，頭部外傷，脳腫瘍，脳血管障害，炎症(脳炎，髄膜炎，膿瘍，梅毒など)，変性疾患(アルツハイマー型認知症，Parkinson病，ミトコンドリア脳筋症など)，脱髄疾患(多発性硬化症，白質ジストロフィーなど)，蓄積症(ムコ多糖類症など)，金属代謝異常(Wilson病など)，低酸素脳症，Creutzfeldt-Jakob病，HIV感染症，Pick病に伴う認知機能低下などがある．脳由来ということからして，上記のようにやはり神経内科系の疾患でほぼ占められている．

症候性精神病は，身体疾患に随伴して起こる精神障害のことをいい，主病変が脳にあると器質性精神病，中毒による場合は中毒精神病とよぶので，これを除いたものをいう．基礎疾患として，感染症(肺炎，インフルエンザなど)，代謝性疾患(糖尿病，電解質異常，尿毒症，ペラグラなど)，膠原病(全身性エリテマトーデス，混合性結合組織病など)，内分泌疾患(Basedow病，粘液水腫，Cushing症候群，Addison病など)，あるいは癌に伴うものなど多岐にわたる．

そこで「認知機能低下」をこれに当てはめてみると理解しやすい．すなわ

ち，「精神病」を「認知症」に置き換えてみる のである．

> 「精神病」→「認知症」に置き換えてみる！
> ①器質性認知症→純然たる認知症を呈する疾患…脳由来
> ②症候性認知症→内科身体疾患の症状のうちの一つとしての認知機能低下，もしくは認知症様症状…疾患由来

①に関しては「患者の本当の訴えは何か？」が重要で，②に関しては「患者の本当の病名は何か？」が重要となるのだが，個々に不定愁訴診療の観点から解説する．

1 器質性認知症─純然たる認知症を呈する疾患

器質性精神病のスペクトラムと似る．これらの疾患リストを暗記したり，一つひとつ愚直に検討したりするのは非効率である．前述のように，「患者の本当の訴えは何か？」が key であり，病初期（あるいは診断がまだわからないとき）に一般医にとってまず大事なのは，認知機能異常があるか どうかである．本書は不定な身体愁訴を問題としているから，訴える身体症状が患者の真の症状かどうかというのが第一歩であり，ここが不定愁訴診療の原則でもある．

とにかく「ひょっとしたら認知症かも」と考えることがひたすら重要である．そう思うだけで，次のアクションは認知機能の評価に移ることができるし，また器質性を想定しているというだけで，次にすべきは 頭蓋内画像精査＋髄液検査 である．本質的には図における❷のことをいっているので，❷を意識することが本項の要点である．

このカテゴリーに入る疾患をいったん鑑別に挙げたのなら，あとはその疾患の鑑別対象となる疾患を検討していけばよい．たとえば Creutzfeldt-Jakob 病に関する論文で非常に有用なものがあるので紹介する．"*Differential Diagnosis of Jakob-Creutzfeldt Disease*[2]" というタイトルであり，それが内容をそのまま現している（p.55 参照）．

2 症候性認知症—内科身体疾患の症状のうちの一つとしての認知機能低下, もしくは認知症様症状

　ここでは「身体疾患自体の症候」であるものを考える.「患者の本当の病名は何か?」とは, すなわち「どの疾患から由来している認知機能低下か?」という問いである. 私は不定愁訴とは広義の認知症であると考えている.

　次に示す表1(p.54)は私のオリジナルで, 不定愁訴あるいは症候性認知症の患者を精査するときに意識すべき疾患リストとして, 私自身のためにつくったものである. このリストの内容は, 担当医個々の考えや能力, その時点での到達レベル, 得意不得意, 施設の診療レベル, 診療科によって異なるはずである. 独自のものでよい.

　このリストは, AからZの頭文字で始まる病態でアルファベット1つにつきそれぞれ2つずつ疾患を集めたものである. 実際の疾患の(EBMに基づいた)頻度を反映させたものではない.「リストとしての見た目のキマリのよさ」でもって, 随分恣意的に作ってあるので注意されたい.

　ここにリストされている「L：Lupus」つまり, 全身性エリテマトーデス(SLE)について触れる. 不定愁訴としてまず症候的に認識し, そこから身体疾患に伴う症候性の認知症・精神病をとらえていくさまを解説するのに好例と思うからである(私の知識・経験不足は主に,『膠原病診療ノート』[3]で補完した).

　SLEの活動性とともに発生した「精神症状」は, SLEによると考えるのが原則である. ただしSLEでみられる精神症状は「精神病様症状」という表現があるように,(定型的な統合失調症や双極性障害と比べ)非定型であることが前提というようなところがあるので, 精神症状そのものの評価には注意を要する. SLEでみられる"neuropsychiatric(NP)"な症候のうち最も高頻度の症状が実は認知機能障害である. 身体所見やデータ異常が乏しくても, 軽度の認知障害をSLE活動性と判断して治療対象とすることもあるので, 原疾患がSLEの場合は不定愁訴でも注視すべきである.「de novoのNP-SLEを, 不定愁訴の若年女性から見出す」ことの方法論的論考は, ある意味で技芸だったり趣味の問

題だったりもするので本書ではそこまでの記載としないが，髄液・MRI 正常であっても SLE 患者に認知機能低下をみれば，一般活動性次第では治療対象となりうるということは覚えておくとよいと考える．

　NP-SLE の病態の大部分は，炎症性の虚血性障害と考えられている．くも膜下出血，梗塞，脳出血も活動性の中で発生しうる．なかには器質的な脳異常所見がありながら（たとえば SPECT 異常や MRI 上の微小病変など），それが可逆性のことがある．また NP-SLE では，臓器障害もなく髄液・MRI 異常もなく精神症状単独のこともある．つまり SLE の NP 症状では，器質性ということも症候性ということもできる．このような，興味深いが混沌とした例は，ほかには HIV/AIDS 関連くらいかと思う．

　以上，不定愁訴と認知機能との関連，そして認知機能異常をとらえることの困難さと重要性について述べたつもりである．

▶ 文献

1　濱田秀伯．精神症候学 第 2 版．東京：弘文堂；2009．p.176-99．
2　Paterson RW, et al. Differential diagnosis of Jakob-Creutzfeldt disease. Arch Neurol 2012；69(12)：1578-82.
3　三森明夫．膠原病診療ノート 第 3 版．東京：日本医事新報社；2013．p.192-218．

表1 不定愁訴のAtoZ 〜Dr. Kのリスト〜

A	**A**ddison/**A**CTH deficiency **A**IDS	O	**O**vary (OHSS, PCOS) **O**verdose, **O**pium
B	**B**asedow **B**ehçet	P	**P**arkinson **P**orphyria
C	**C**a **C**ushing, **C**ortisol, **C**orticosteroid	Q	22**q**11.2 deletion syndrome **Q** fever
D	**D**yskinesia **D**iabetes (DKA, Insipidus)	R	**R**ight-sided heart failure **R**o-antibody (SS-A, Sjögren)
E	**E**ndocarditis **E**nterocolitis (IBD)	S	**S**arcoidosis (Neuro) **S**mall-cell carcinoma
F	**F**isher **F**amilial Mediterranean fever	T	**T**uberculosis **T**akayasu
G	**G**rowth hormone **G**liomatosis	U	**U**veitis related diseases **U**nknown diseases
H	**H**ashimoto **H**ematoma (chronic subdural)	V	**V**asculitis **V**GKC (voltage-gated potassium channel)
I	**I**VL (intravascular lymphoma) **I**nsulinoma	W	**W**ilson **W**hipple
J	**J**aw claudication (Giant-cell arteritis) **J**oint diseases	X	histiocytosis **X** (LCH) **X**anthogranuloma
K	**K** (potassium) **K**leinfelter	Y	**Y**o-antibody (paraneoplastic neurological syndrome) **Y**ellow nail syndrome
L	**L**upus **L**ambert-Eaton	Z	**Z**inc deficiency **Z**oster (sine herpete, post herpetic neuralgia)
M	**M**CTD **M**uscle (MG, PMR)		
N	**N**PH **N**MDA-R		

Paterson らによる
"Differential diagnosis of Jakob-Creutzfeldt disease" より

　孤発性のJakob-Creutzfeldt病（sCJD）の早期診断は非常に難しいという背景がある．この研究はsCJDと診断確定する前に診断された病気のカテゴリーと病名について後方視的に検討したもので，結果は，カテゴリーとしては神経変性疾患，自己免疫疾患・傍腫瘍症候群，感染症，中毒性・代謝性疾患が多かった（表1)[1]．病名としては多い順にウイルス性脳炎，うつ，回転性めまい，ア

表1 Most Common Misdiagnoses Within Top 5 Major Diagnostic Categories[a]

Diagnostic Category	%of Patients
Neurodegenerative	13
Alzheimer disease	4
Dementia with Lewy bodies	1
Frontotemporal dementia	2
Corticobasal degeneration	1
Normal-pressure hydrocephalus	1
Multiple-system atrophy	0[b]
Motor neuron disease	0[b]
Parkinsonian disorder	2
Neurodegenerative, not specified	2
Autoimmune	13
Paraneoplastic	5
Vasculitis	3
Neurosarcoidosis	0[b]
Hashimoto encephalitis	1
Autoimmune process	3
Infectious	11
Encephalitis	6
Whipple disease	1
Infectious/inflammatory process	2
Rabies	1
Herpes simplex virus	1
Postinfectious syndrome	1
Toxic/metabolic	11
Vitamin B_{12} deficiency	1
Metabolic process	2
Hypothyroidism	1
Drug adverse effect	2
Wernicke-Korsakoff syndrome	1
Urinary tract infection	1
Other	4
Unknown dementia	10
Encephalopathy	2
Mild cognitive impairment	1
"Dementia"	6
Other	4
Total	100

[a] Three hundred ninety-three misdiagnoses among 97 subjects with sporadic Jakob-Creutzfeldt disease.
[b] There was only 1 case.

ルツハイマー病,脳卒中,非特異的な認知症,中枢神経血管炎,橋本脳症だった(表2)[1]).初診時に正しく診断されていたのは18％だけだった.発症から診断まで平均7.9か月で,全経過の3分の2の時期に相当していた.以上より,sCJDの多くで診断は遅れ,「進行性の認知症 +（神経変性疾患,自己免疫疾患,傍腫瘍症候群,感染症,中毒性・代謝性疾患)」をみたときにはsCJDを鑑別に挙げるべきとしている.また誤診の理由として,診断基準の感度がとくに発症早期において低いという指摘がされていた.WHOの診断基準では髄液中14-3-3蛋白が重視されている.しかしむしろ頭部MRIのほうが高感度であるという報告もあり,頭部MRIを積極的に行うべきと述べられている.

一方,最近の日本内科学会雑誌[2]で,14-3-3蛋白よりも総タウ蛋白のほうが感度・特異度とも優れている（それぞれ94％・90％）との記事があり,また研究レベルではあるが髄液中から異常プリオン蛋白を増幅して検出する方法（QUIC法）は感度83〜87％,特異度100％というさらに優れた診断マーカーも出現しているという.

表2 Top 10 Individual Misdiagnoses for Sporadic Jakob-Creutzfeldt Disease In Decreasing Frequency

Misdiagnosis
1. Viral encephalitis
2. Paraneoplastic disorder
3. Depression
4. Peripheral vertigo
5. Alzheimer disease
6. Stroke
7. Dementia, nonspecified
8. Central nervous system vasculitis
9. Peripheral neuropathy
10. Hashimoto encephalopathy

▶ 文献

1　Paterson RW, et al. Differential diagnosis of Jakob-Creutzfeldt disease. Arch Neurol 2012 ; 69(12) : 1578 82.
2　荒田　仁ほか.神経疾患のバイオマーカーの新展開.日内会誌 2013 ; 102 : 3174-82.

2 不定愁訴診療 実践編

検査スクリーニング法の実際
―不定愁訴から器質的疾患を見抜くために

　ここでは具体的な検査方法を解説する．検査というからには，"疑わしい"と思える疾患がなくてはならない．不定愁訴診療が特異なのは，この疑わしい点が見当たらないということである．疑わしいものがないなかで，どのように考え，どのように検査をしていくかという方法論が必要である．

①症状の原因が未精査の"まっさらな"不定愁訴（初診）
②いろいろ精査されたが症状の原因が不明とされた不定愁訴（再診）

　これらで不定愁訴の原因となる疾患やその割合はどう異なるであろうか？　そして，どちらに器質的・内科疾患が多く潜在しているであろうか？　この問いの答えを出す前に，不明熱の話をする．

受診状況ごとの不明熱とは

　不明熱のカテゴリーを考えるとき，外来（初診あるいは未精査）か入院（原疾患に対する治療介入がある）か，を認識することが非常に重要である．この両者で，想起する疾患カテゴリーがかなり異なるからである．この区別は，診断方針を間違わないため，そして無駄を減らすためにとても有用な考え方である．

　外来と入院で，発熱の原因疾患のスペクトラムが異なるのはなぜか．この両者には，外来患者では発熱全体を対象としているのに対し，入院患者ではすでに知られている疾患のうえに医療行為が始まった後の発熱を対象としているという本質的な違いがある（表1）．

表1 診療状況で分けた発熱原因の候補

外来(初診あるいは未精査)	✓ commonな感染症(かぜ，腎盂腎炎，肺炎や蜂窩織炎など) ✓ それ以外のすべての熱性疾患(レアな熱性疾患を含む)
入院(原疾患に対する治療介入がある)	✓ 感染症(後発したもの) ✓ 医療上の介入に由来するもの(手術，カテーテル留置，傷，免疫状態，薬剤熱など．広義には侵襲やステロイド中止による副腎不全も含む) ✓ 原病に由来するもの(悪性疾患や自己免疫疾患など)

不定愁訴と精査対象とすべき集団

　不定愁訴診療でも，不明熱のときと同様に，背景や受診までの内容を意識する必要がある．そこで冒頭の，

　①症状の原因が未精査の"まっさらな"不定愁訴(初診)
　② いろいろ精査された が症状の原因が不明とされた不定愁訴(再診)

に戻る．①では症候は不定愁訴的でも，器質的疾患，心療内科的疾患，精神科的疾患，病気なしのいずれもありうる．②ではCRPや電解質，一般的な採血項目ですぐわかる疾患はまず除外されているが，「いろいろ精査された」の内容が問題である．ここにまず注目する．内科医がそれなりに徹底的・網羅的にやったものなのか，非内科医が一般採血，CT，エコーはやったという意味なのか，誰が，どんな精査を，どれくらいまでやったのかを確認すべきである．このことは実は[医師因子]の項目でふれている(p.7)．
　よって不定愁訴の精査に際し，(内科医として見出だすべき)器質的疾患がより多く紛れているのは，「①＋隙の多い②」ということになる．

検査スクリーニング法の実際
―不定愁訴から器質的疾患を見抜くために

次に，各検査項目と不定愁訴精査との関連性について，表2にまとめた．

表2 不定愁訴精査のための検査項目

検査項目	不定愁訴をふまえたコメント	異常が出た場合に追加すべき検査
一般採血検査		
CRP	▶非常に感度に優れた，炎症の代理指標である．理由なしに上昇しない．炎症病態が「なさそう」であるとの見積もりのもと，CRPが陰性であればほぼ炎症性疾患を否定できる．CRP陽性で局在症候がないとき，不明熱に準じた検索をすべきである．	赤沈など
ALP	▶一般には胆道系酵素とされるが，病態を「胆道閉塞」と短絡すべきでない．γGTPに比して高いとき，うっ血，浸潤，肉芽腫性反応といった病態や骨病変の存在（肝外病変／全身疾患）も想定される．まずは，甲状腺機能亢進，血液腫瘍，骨転移から検索するとよい．ALP分画・アイソザイムを調べよとされるが，筆者は測定しない（分画結果が決めてとなって何かが決まったことがない）．	TSH, freeT3-4, Ca, intact-PTH, PTHrP, 血液像, 抗核抗体(Discrete-Speckled型＝セントロメア型)，抗ミトコンドリアM2抗体，フェリチン
LDH	▶非特異的で，あまり測定されないことも多いかもしれないが，他の項目に比してLDHが目立って高くみえるような場合は，器質的疾患の存在を強く思わせる．リンパ腫などの血液腫瘍や溶血性貧血がないかどうかみる（固形癌もあり得る）．LDH分画・アイソザイムを調べよとされるが，筆者は測定しない（分画結果が決めてとなって何かが決まったことがない）．	ALP, フェリチン, 血液像, 網状赤血球, ハプトグロビン, CRP, 可溶性IL-2受容体
AST/ALT	▶特に意識する必要がないが，上昇があってもCKの測定なしに肝臓由来と決めつけるべきでない．筋由来かもしれない．	CK, ALP, LDH, 抗核抗体

一般採血検査		
CK	▶上昇をみたら，問診で薬剤性と筋破壊エピソードをすぐ除外する．緩徐進行の脱力を伴うなら筋炎を疑ってよいが，甲状腺機能低下症を必ず調べる．CK分画・アイソザイムを調べよとされるが，筆者は測定しない（分画結果が決めてとなって何かが決まったことがない）．CK-MB>CKのときは悪性腫瘍を探したほうが良さそうであるとされるが，感覚的な話である．	TSH，freeT3-4
血算	▶軽度の白血球上昇は，喫煙程度の刺激でもみられ，通常無視する．ただし分画（血液像）は必ず確認する．血小板は，増多をみたら，Alb，CRP，血沈を確認して，慢性炎症がないかみる．	血液像
血液像	▶急性白血病は倦怠感や食欲低下のみが前面に出ることがあり，不定愁訴とみなす前にまずこれを否定する（Blastの有無をみる）．	骨髄穿刺
MCV	▶軽度の上昇の最頻の原因はアルコール常飲だが，この知識は臨床的にあまり役立たない（患者の飲酒習慣を見破れるというだけ）．上昇＋貧血があれば，ビタミンB12/葉酸欠乏を否定したのちMDSや再生不良性貧血などの造血器腫瘍を考慮すべきこともある．	ビタミンB12，葉酸，フェリチン，骨髄穿刺
赤沈 （1時間値）	▶40～50mm程度の亢進は有意ととらない．70～100mm程度亢進していたときに病因を考えるが，リウマチ性多発筋痛症，巨細胞性動脈炎，骨髄腫，膿瘍，結核あたりを考慮する．不定愁訴でも精査対象とすべきである．	CRP，IgG,IgA,IgM，SS-A/B，QFT/T-spot，体幹部CT
Alb	▶低下で問題となる．低栄養と短絡する前に，蛋白尿を否定し，慢性炎症の有無を確認する．同時に，他の蛋白（免疫グロブリンなど）が著増していために抑制されているのでは？という眼でもみてみる．	CRP，赤沈，血小板，尿検査，IgG,IgA,IgM

一般採血検査		
Na	▶低 Na をみたら，まず検尿（尿浸透圧＋尿 Na）をみて抗利尿ホルモン不適合分泌症候群（SIADH）（不適切に濃い尿が出てしまうことが病態）でないかどうかをみる．SIADH を認識する利点は，それを手がかりに原因が探せるからである．精査に際し副腎不全（コルチゾール欠乏）は検索することになる．高 Na をみたら，筆者は中枢性尿崩症を考える．尿量に比して飲水量が追いつかないとき（高齢者が代表格），口渇はあっても多飲とならず高 Na や高 Ca となる．中枢性尿崩症を疑えば下垂体病変を意識するので，内分泌疾患や下垂体病変をつくる全身疾患を見出だす端緒となることがある．	低いとき：尿検査（浸透圧，Na 量），ACTH/Cortisol，胸部単純 X 線，頭部 CT 高いとき：Ca，下垂体前葉ホルモン，下垂体 MRI
K	▶軽度の高値で副腎不全あるいは副腎皮質機能低下を念頭に置くべき．低値は，内科臨床的には精査意義のある重要な異常だが，不定愁訴との直接の関連があまりない．	ACTH/Cortisol，TSH，freeT3-4
Ca	▶不定愁訴精査においては，非常に測定意義のある検査である．特に高 Ca はそれだけで倦怠感の原因となり，認知機能低下や抑うつになることも．あらゆる不定愁訴に関与しうる．全身の疼痛→副甲状腺機能亢進症，倦怠感→骨転移や腎不全の存在，口渇・多飲→尿崩症などによる脱水，といった組み合わせを知っておくとよい．また高 Ca はリンパ腫，骨髄腫，サルコイドーシス，成人 T 細胞性白血病の一症状となりうる．	Ca，intact-PTH，PTHrP，血液像，体幹部 CT
TSH/freeT3-4	▶甲状腺機能は，亢進でも低下でも不定愁訴になる．このことはもう有名なので，ホルモン測定はよくなされている．もはや，不定愁訴には問答無用で調べてよい．スクリーニング検査の王様のような検査である．もし 1 つに絞るなら TSH だけでよい．	甲状腺関連自己抗体，CK，コレステロール
ACTH/Cortisol	▶副腎不全あるいは ACTH 過剰状態を疑ったときに測定する．臨床症状から疑うというのが正論であるが，実際には困難であり，不定愁訴に対しスクリーニング的に測定するのは許容されると思われる．	Na，K，好酸球，他の前葉ホルモン，下垂体 MRI 状況により，副腎 CT，抗下垂体抗体，抗副腎抗体，他の内分泌関連抗体（GAD，Tg/TPO）

一般採血検査		
Intact PTH	▶基本的には不定愁訴診療においては，①カルシウムが異常高値のとき，②症候から副甲状腺機能亢進の併存を疑ったとき，に測定することになる．原発性副甲状腺機能亢進症は，CRP 陰性のまま体の疼痛のみが症状となることがあり，不定愁訴になりうる．また Ca 値が正常範囲内となっていることもある．ALP 値などと加味して判断する．	ALP，場合により尿 Ca，副甲状腺シンチグラム
ソマトメジン C (IGF-1)/GH	▶当然，先端肥大症(acromegaly)を疑う場合に測定するが，良性で緩徐進行で多彩な症候を呈するので不定愁訴化する潜在性のある疾患である．下記は文献[1]からの抜粋だが，当疾患の多彩さをよく現している． "The diagnosis should be considered in a patient with clinical findings such as prognathism, frontal bossing, deep nasolabial folds, thickened skull, widened spacing of teeth, underbite, facial edema, macroglossia, enlarged hands and feet, skin tags, excessive perspiration, acne, headache, tall stature(in those in whom the disorder develops before the completion of puberty), hypogonadism, insulin resistance or diabetes mellitus, hypertension, sleep apnea, carpal tunnel syndrome, arthralgia, cardiac hypertrophy or valvular dysfunction, and colon polyps."	ホルモン検査(負荷試験)，下垂体 MRI，眼科受診
IgG/IgA/IgM	▶Alb に比して総蛋白が高いときなどは必ず測るべき．顕著に高いときには骨髄腫の検査に進むべきだが IgG 2000〜3000mg/dL くらいの異常なら，慢性炎症(感染のほか，PMR や血管炎など含む)，結核，橋本病，Sjögren 症候群なども考慮しておく．	IgG のみが中等度に高いとき：血沈，QFT/T-spot，TSH，freeT3-4，SS-A/B
RPR/TPHA (梅毒検査)	▶非特異的な精神・神経症状を伴って梅毒検査陽性なら，原則すべてに神経梅毒を疑って髄液検査に進む．B 型肝炎や HIV/AIDS の併存も考慮する．精神疾患の通院患者にも神経梅毒が紛れることはある．	髄液検査，HIV 抗体，HBs 抗原
HIV スクリーニング	▶MSM("男性と性交渉する男性"の略)の不定愁訴では必ず考慮する．不定愁訴の段階で HIV 陽性をみつけるということは，AIDS 発症前である可能性が高い．よって測定意義がある．また，常に梅毒検査や B 型肝炎検査と抱き合わせで考えるべき．	HIV-RNA 量，HIV 確定検査(ウェスタンブロット法)，HBs 抗原，RPR/TPHA，頭部 MRI

自己抗体検査		
抗核抗体	▶端的にいえば，不定愁訴のスクリーニングには向かない．全身性エリテマトーデス(SLE)や混合性結合組織病(MCTD)において非常に感度の高い検査として知られるが，SLEやMCTDは初診の不定愁訴にはなりにくいからである．「不定愁訴→訳が分からない→膠原病？→抗核抗体測る」という思考回路となってしまっているのをよくみかける．抗核抗体を測るのは，①「(SLEを示唆する症候がまったくなく，陰性を確認して)SLEを否定する」，あるいは②「SLE/MCTDを疑う症候が1,2個そろっているときに，血清学的に自己免疫現象があるかどうか確認する」場合である．SLEは，疑わしいか疑わしくないかのどちらかであって，抗核抗体は何となく提出する検査ではない．	抗dsDNA抗体，抗Sm抗体，抗RNP抗体，抗SS-A/B抗体など
抗SS-A/B抗体	▶SS-Aは，抗核抗体が陰性でも陽性がありえる自己抗体である．Sjögren症候群は，眼乾燥と口腔乾燥というわかりやすい症候で気づかれるはずであるが，緩徐発症かつ不快な症状であるため，しばしば不定愁訴化している．乾燥症状も，正しく自覚している患者も多くはなく，「ビスケットみたいなパサパサした食べ物を避けていないか」とか「PC端末業務をしていないときにも目が乾燥している気がしないか」など，踏み込んだ問診が必要になることもある．「腺」と名のつく組織・器官のリンパ球浸潤をみるためか，気管分泌物や性器(特に膣乾燥として)の乾燥がみられることもあり，前者は慢性咳嗽，後者は性交時痛や翻って「不妊」という表現をとることもある．また，腺外症候も多彩で，関節炎や種々の神経症状(末梢も中枢も)や肺臓炎や電解質異常，ほかの自己免疫疾患との合併など，いずれもまれであるものの，一度は考慮したほうがよいという臨床場面は多い．	腺外症状・症候があれば，唾液腺シンチグラム，小唾液腺生検 場合により，抗核抗体，RF，抗ミトコンドリアM2抗体，TSH，freeT3-4，IgG，IgM，肝生検，抗dsDNA抗体，抗RNP抗体，抗Sm抗体

自己抗体検査		
抗サイログロブリン/TPO抗体	▶原則，橋本病型の慢性甲状腺炎を疑ったときに測定する．しかし機能正常域のときも抗体が陽性であることがある．これが気分・精神症状（橋本脳症の一症状？）のこともあったり，関節炎の唯一のetiologyだったりすることもある．また，こうした内分泌系の自己抗体を持つ者は，別の自己抗体を重複していることがあり，ほかの自己免疫性の内分泌疾患（Addison病，下垂体炎，1型糖尿病，自己免疫性膵炎やインスリン受容体関連疾患など）を疑う端緒となることがある．膠原病ではSjögren症候群，関節リウマチ，無症候性原発性胆汁性肝硬変，自己免疫性肝炎，SLEの併存が多い．	血糖, IgG, IgM, ACTH/Cortisol, 下垂体MRI 場合により，抗下垂体抗体，抗副腎抗体，抗GAD抗体，抗インスリン抗体，抗N末端α-エノラーゼ抗体，RF, 抗SS-A/B抗体，抗ミトコンドリアM2抗体，抗平滑筋抗体
MMP-3	▶リウマチの診断や予後診断において注目された経緯もあったが，現在では非特異的過ぎて余り用いられない．一方で，RFやCCP抗体が陰性の活動性関節炎はむしろありふれていて，マーカー陰性で関節炎をまったく否定できない．MMP-3は関節炎・滑膜炎における感度は高く，筆者はこれを不定愁訴診断に利用している．①関節炎はないと証明したいとき→関節炎の臨床所見ない患者に測定し基準以下なら関節炎の存在を否定できる．②不定愁訴のetiologyを探しているときに測定し，上昇をみたとき→（見落としていたかもしれない）関節炎の診察所見を取り直すといった次の行動に移れる．ただし，非特異的であることに変わりなく，癌の併存を疑うなどの多角的な目が必要である．	両手X線, 造影MRI（関節），体幹部CT
画像検査		
胸部単純X線	▶「呼吸症状がないので不要」というロジックをよくかけるが，不定愁訴診療をしているときには，実施していなければ実施しておいたほうがよい．気道症状なく，肺癌（小細胞癌など）や肺カルチノイド腫瘍，両側肺門リンパ節腫脹がみつかるかもしれない．	胸部CT
頭部CT	▶不定愁訴精査というセッティングなら，MRIを凌駕する利点はないが，血腫なら迅速にrule-inとrule-outが可能である．	頭部MRI/MRA

画像検査		
頭部 MRI	▶非常に情報量が多く，種々の疾患に対して感度が高い検査であり，スクリーニングに向く検査である．また，精神・神経症状があるが MRI で陰性になりうるような病態もある．	髄液検査，脳波
髄液検査（髄液蛋白）	▶一部の施設では敷居が高いかもしれないが，ぜひスクリーニング検査に組み入れたい検査である．よく「脳画像なしに実施できない」との印籠的ロジックをみかけるが，少々教条的である．腰椎穿刺が禁忌なのは，脳ヘルニアの危険があるレベルの頭蓋内病変があるときや切迫した脳ヘルニアなので，ふつう神経症状や神経所見，意識障害や眼底異常（うっ血乳頭）を伴っているはずである．そしてそれらはふつう脳画像なしに判断している．"不定愁訴"の精査に際しては，髄液検査は禁忌ではないと考える．しかし異例に広範囲にひろがる原発性脳腫瘍などもなくはないので，可能なら画像検査を先行する．髄液検査の結果の解釈は，諸説あるだろうが，筆者は髄液蛋白 40mg/dL 以上を病的意義があるかもと考え，60mg/dL 以上で濃い workup に移る．細胞数は信頼がおけない場合があるので，数字にこだわらないほうがよい（救命できなかった細胞数 1 桁の肺炎球菌性髄膜炎をみたことがあり，細胞数 3 桁の症状の軽い非ヘルペス性のウイルス性髄膜炎をみたことがある）．脳 MRI で異常とならない場合には，辺縁系脳炎を考え，感染症なら梅毒や HIV をまず考え，膠原病なら SLE や MCTD をまず考え，場合によっては橋本脳症を考慮する．	頭部 MRI，梅毒・HIV スクリーニング，抗核抗体，抗 RNP 抗体，抗甲状腺抗体，脳波，体幹部 CT

不定愁訴精査と傍腫瘍性症候群（paraneoplastic syndrome）

　内分泌代謝疾患を想起してスクリーニングすることは，不定愁訴を精査する際のポイントの一つだが，内分泌代謝疾患を「みつけてしまった」もしくは「疑うに足る状況となってしまった」ときに，傍腫瘍性症候群をさがすために 有用な

表3 Selected Endocrine Paraneoplastic Syndromes

Clinical Presentation	Hormone	Most Common Responsible Tumors
Cushing's syndrome	Corticotropin or corticotropin-releasing hormone	Small-cell carcinoma of the lung, carchinoid tumors, medullary thyroid carcinoma, pheochromocytoma
Hypercalcemia	Parathyroid hormone-releted peptide	Squamous-cell carcinoma of the lung, skin, head and neck; renal carcinoma; carcinoid tumors
	1,25-Dihydroxycholecalciferol	Lymphomas
Acromegaly	Growth hormone	Carcinoma of the lung, lymphoma
	Growth hormone-releasing hormone	Small-cell carcinomas, carcinoid, pancreatic endocrine tumors
Gynecomastia	Human chorionic gonadotropin	Carcinomas of the lung, bladder, or kidney
Hyponatremia	Arginine vasopressin	Small-cell carcinoma of the lung, carcinomas of the head and neck
Hypoglycemia	Insulin-like growth factors	Epithelial and mesenchymal tumors, hepatocellular carcinoma
Hypertension	Renin	Wilms' tumor; sarcomas; carcinomas of the lung, ovary, liver, pancreas
Zollinger-Ellison syndrome	Gastrin	Pancreatic endocrine tumors, ovarian cancers
Polycythemia	Erythropoietin	Leiomyoma, renal-cell carcinoma, hepatocellular carcinoma

(McMahon GT, et al. N Engl J Med 2010；362：156-66)

事項が，New England Journal of Medicine のケースレコード Case 1-2010 内に簡潔にまとまっている(表3)[2]．

"傍腫瘍 *paraneoplastic*" という keyword で繋がり，かつ 不定愁訴の器質因として内分泌代謝疾患と共に双璧をなす神経疾患 でもこのような対応表[3]があると役立つ．例として表4を参照されたい．なぜこの神経病態[4,5] (paraneoplastic nerurological syndrome：PNS)を，不定愁訴の原因として重要視するかというと，たとえば辺縁系脳炎で精神症状となったり，小脳失調や stiff person, Lambert-Eaton[6]が最初不定愁訴にみえたり，かなり不定愁訴に親和性の高い病態と思われるからである．New England Journal of Medicine のケースレコード Case 27-2012[7]は，経過中に生じた症候が多彩だった．「不定愁訴」に近い様相はあった(follow up のセクションに，最初の経過について "psychosis"

表4 Main paraneoplastic neurological syndromes (PNS) and associated antibodies

PNS	frequency of PNS	main associated tumors	main associated antibodies
encephalomyelitis	10%	SCLC	Hu, CRMP5, Ri, Ma-2, amphiphysin
cerebellar ataxia	50%	ovary, breast, SCLC	Yo, Tr, VGCC, Ri, Hu, CRMP5, Ma-2,
limbic encephalitis	20%	SCLC,	Ma2, Hu, CRMP5, amphiphysin, VGKC,
	59%	testicular, teratoma	NMDAR
opsoclonus-myoclonus	20%	neuroblastoma	Ri, Hu, Ma2, Yo
		breast, lung	
sensory neuronopathy	20%	SCLC	Hu, CRMP5
LEMS	60%	SCLC	VGCC
stiff-person syndrome	20%	breast	amphiphysin

LEMS: Lambert-Eaton myasthenic syndrome, SCLC: small cell lung cancer, NMDAR: N-methy-D-aspartate receptor, VGKC: voltage gated potassium channel, VGCC: voltage gated calcium channel
(Antibody Update BRAIN and NERVE―神経研究の進歩 2013；65(4)：323-474 を基に筆者作成)

と記載されている）．stiff person 症候群自体がパニックに間違えられたり[8]することもある．

文献6の最終パラグラフに次のような一文がある[6]．

"Nonspecific symptoms such as weakness can pose a diagnostic challenge for even the most astute clinicians, particularly when a rare disease is the underlying cause."

拙訳で恐縮だが，これは「レアな疾患が原因として潜んでいるようなときには，脱力のような非特異的な症状で来られると，かなり"抜け目の無い"臨床医ですら，その診断は難しいものとなる」という意だろう．「不定愁訴」が，PNSの初期症状となって，そのことが症候から診断に結びつけるまでの困難さに寄与していることが推測される．

▶ 文献

1 Utz AL, et al. Case records of the Massachusetts General Hospital. Case 20-2010. A 32-year-woman with oligomenorrhea and infertility. N Engl J Med 2010；363：178-86.
2 McMahon GT, et al. Case records of the Massachusetts General Hospital. Case 1-2010. A 75-year-old man with hypertension, hyperglycemia, and edema. N Engl J Med 2010；362：156-66.
3 田中恵子．傍腫瘍性神経症候群と抗神経抗体．臨床神経 2010；50：371-8.
4 特集 傍腫瘍性神経症候群：診断と治療の進歩．日本内科学会雑誌 2008；97：1761-872.
5 増大特集：Antibody Update. BRAIN and NERVE―神経研究の進歩 2013；65(4)：323-474.
6 Conwell WD, et al. Clinical problem-solving. Weak in the Knees. N Engl J Med 2013；369：459-64.
7 Byrne TN, et al. Case records of the Massachusetts General Hospital. Case 27-2012. A 60-year-old woman with painful muscle spasms and hyperreflexia. N Engl J Med 2012；367：851-61.
8 Ho CS, et al. Stiff person syndrome masquerading as panic attacks. Lancet 2014；383：668.

3章
不定愁訴
ケースファイル

はじめに

　3章はケーススタディである．総論や実践編で述べたことがケースのなかで有機的に絡んで活かされるさまを感じとっていただきたい．形式は，症例呈示部分である前半に続いて，ジュニアレジデント（初期研修医：卒後1〜2年目）あるいはシニアレジデント（後期研修医：卒後3〜5年目）がまず最初に患者を診たときの，彼ら・彼女らが感じた印象を First impression! として記述した．そしてその印象が正しいのか，それとも思い違いがあるのか，後者であればどんなところがピットフォールだったのか，読み解く着眼点はどこだったのか，などについて，私（**Dr.K**）が考え方を示し，症例の解説をするという体をとらせていただいている．

　実際に診療したケースを基にしているが，個人情報を守るため年齢・性別は修正し，病歴や診療内容，検査結果も主旨を大幅に変えない程度に修正ないしは一般化して示している．事実上フィクションであると考えていただきたい．しかし，症例の選定に関しては相当吟味した．選びに選び抜いた症例である．また，解説の記述もなるべく実践につながるよう努めた．

　ケースファイルの構成は，内科分野で3つに大別した．内分泌代謝疾患，神経疾患，炎症性疾患である．この3つにほぼ限定しているが，私は"偏った"とは思っていない．必然ともいえる．その理由として局在の乏しい疾患が不定愁訴化しやすいといったことなどが挙げられる．1・2章を読んで下さった方ならば，よりわかると思う．が，飛ばし読みで読んでいただいた方も，この章から読み始めた方も，是非そのまま読み進めていって欲しい．それでも大丈夫なように書いているつもりである．本章の一番の売りは，本書のタイトルにも冠してある**マトリックス**の使われ方が，活きた形で具体的にわかるということである．さぁ，どのケースからでもどうぞ！

01 何も病気ないんですか？ 心配で心配で… 食欲も落ちてしまって．

アルコール多飲，半年前からの食欲不振，倦怠感

> **Point！**
> ▶ もともとの不定愁訴に，「不定愁訴でくる内科疾患」を合併することもある！
> ▶ ラボデータに異常がない内科疾患がある！
> ▶ 「非特異的愁訴＋緩徐進行」の組み合わせの内科疾患の筆頭が内分泌代謝疾患であることを知っていれば想起できる！

症例（77歳女性）

1月Y日に，かかりつけ医から腹部膨満感の精査目的で紹介があった．血液検査やCTを行い，便秘症と診断した．また，問診でアルコール多飲がわかり，連日，睡眠薬のかわりにワインを飲んでいた．以後，患者の「心配なので通院を続けたい」という強い希望のため，アルコール節酒指導の名目で症状・血液検査フォローを続けていくことになった．しかし，症状は不安や倦怠感を訴えるのみで，血液検査でもまったく異常を認めなかった．さらに半年ほどたっても訴えは続き，食欲低下と倦怠感は緩徐に増悪傾向，腰痛や下肢むくみ感も訴え始めた．今回，これらの症状がここ1〜2週さらに著明になったと自覚したため，7月Z日救急外来を臨時受診したが，特記すべき異常なく帰宅となった．

- 血圧 112/70 mmHg, 体温 37.1℃
- 血液データ：すべて正常範囲（Na 133 mEq/L, K 3.9 mEq/L）
- ホルモン：甲状腺機能正常
- 初診時の腹部骨盤造影 CT：正常範囲

しかし，3日後本人が同症状で救急要請し，某大学病院に救急搬送された．うつ病の疑いで精神科に入院となり，かかりつけ病院が当院ということで，転院してくることとなった．脳画像検査では正常との情報あり．

ジュニアレジデントの First impression！

　症状はかなり前からだし，緊急性のある疾患はないと思う．「多彩」とまではいえないけれど，非特異的な症状を不安げに強く訴えていて，不定愁訴かなと．もともとの不安気質やアルコール多飲の情報も加味するとやっぱり不定愁訴と考えてしまう．実際，かなり広範囲な内科精査でもひっかかってこない．大学病院でうつ病疑いで精神科病棟へ入院したというし，当院内科外来フォロー中の問診ではうかがい知れなかった心理社会因子などが実はあったのかもしれない．転院してきても，すぐ精神科コンサルトになるだろうな．

Dr. K の 診断までの思考プロセス

　不定愁訴であり，症候の局在性は乏しく，炎症反応はない．そこで不定愁訴診療の「原則3」を想起すると，第3象限の疾患グループとなる．神経系の症候がなく脳画像異常もなく神経疾患の可能性はかなり下がる．すると残るはやはり内分泌代謝疾患ということになる．

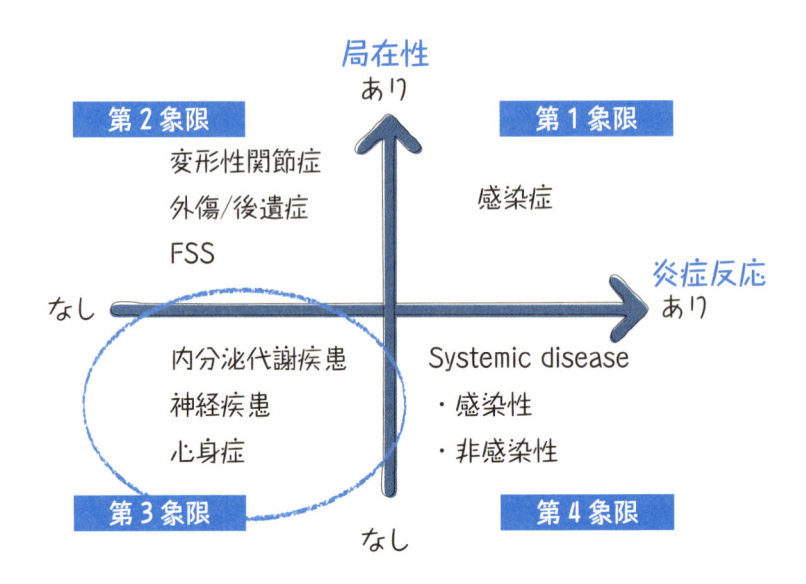

```
            局在性
             あり
              ↑
第2象限       |        第1象限
  変形性関節症 |
  外傷/後遺症  |    感染症
  FSS        |
             |                    炎症反応
なし ────────┼──────────────────→ あり
             |
   内分泌代謝疾患 | Systemic disease
   神経疾患     |  ・感染性
   心身症      |  ・非感染性
第3象限       |        第4象限
             なし
```

「原則1」で示した表中（p.29）の"倦怠感"のところで示したように，まずは甲状腺疾患・副腎疾患からスクリーニングするのがよいが，甲状腺機能異常は否定されているからACTH/コルチゾールをまず測定する．

> **診断の手がかりとなった所見・検査結果**
> - ✓ ACTH 2.0 pg/mL，コルチゾール 1.3 μg/dL（副腎不全の疑い）
> - ✓ 4者負荷試験でACTH単独欠損のパターン
> - ✓ このとき，Na 130 mEq/Lで推移．救急搬送時のみ Na 128 mEq/Lだった

▶ 解説

「不定愁訴をみても，まずは身体疾患を考える」というのは，本書

の一貫したテーマだが，そうわかっていてもすぐに見抜けない内科疾患がある．特に，経過が慢性で血液検査の異常がない，そしてある程度内科精査が済んでいる，などの状況が重なると，内科的に追求すべき手がかりを見出せず不定愁訴としてしまう．このケースは，家族の情報を加味した病歴聴取では，4月頃までは大体いつもどおりだったという．よって，受診当初の不安な面持ちでの訴えは本当の不定愁訴だったと思われる．つまり，不定愁訴の途中から「不定愁訴でくる内分泌代謝疾患」が緩徐に発症してきたものと考えられた．患者は，ステロイド補充にて著明に症状が改善している．

ACTH単独欠損は，中年以上の年齢に多い副腎皮質機能低下をきたす内分泌代謝疾患である．教科書で調べると，相当する検査所見（低血糖，低ナトリウム，好酸球増多など）の記載があるので，これらを認めない場合にはしばしば否定的とされてしまうことになる．ではどのようにして引っ掛けるか？　私案になるが，「まず"不定愁訴"を認識し，マトリックスに従って進め第3象限すなわち内分泌代謝疾患も考えられる状況になったときに，検査異常所見がない，あるいはあっても軽微なときにはACTH/コルチゾールを測定するようにする」とよい．つまり，普通に考えて「病気がなさそう」であるからこそこれらを測定するのである．

本疾患は，A to Z listでは「A：Addison/ACTH deficiency」としてリストの最上段，堂々のトップバッターとして君臨している（p.54）．また，このケースからもわかるように，日常的に出会う不定愁訴に紛れることも多く，通常検査をしばしばすり抜ける．ACTH単独欠損というのは，名実ともに（？）不定愁訴の王様といえるだろう．

最終診断名 >>>　ACTH 単独欠損症

02 関節や腰が痛くて… 更年期かしら？

半年前からの両手・膝関節痛，腰痛，手掌と足底のしびれ

Point！

- 1つ病気をみつけても，それが症状の原因ではないことも！
- 筋・関節・骨の症状＋しびれであり，「加齢」「更年期障害」と片付けられがちな症候の組み合わせと年齢帯は，ゴミ箱診断されやすい！
- 長い経過で，いまひとつな（＝局在性に乏しい）症状が続くときは，内分泌代謝疾患を考える！

症例（58歳女性）

半年ほどをかけて徐々に上記症状が現れた．自分では更年期障害と考えていたが，医療機関を受診し血液検査を行ったところ肝機能障害が判明．抗ミトコンドリア抗体陽性および肝生検から原発性胆汁性肝硬変（PBC）と診断された．ウルソデオキシコール酸内服で肝機能が改善した．

しかし，その後数か月たっても症状は改善しなかった．CRPや血沈は陰性で，初診時のTSHは正常域，Free T3-4はやや低値だった．身体所見に特記すべきことを認めない．特記すべき既往はないが，主訴出現に先行して，軽度の眼瞼下垂を訴えて近医眼科にかかっており，加齢性変化といわれていた経緯はある．

シニアレジデントの First impression！

　症状のなかに関節痛がある．PBC は関節リウマチと併存しうるけど，精査・評価のすえ関節炎を合併しているわけではなさそうだ．炎症反応もない．症状はかなり前からだし，緊急性疾患はないだろう．強くはないが，関節痛も含めて非特異的な症状をややバラバラに訴えており，不定愁訴的．内分泌代謝疾患を考えてもよい経過だけれど，すでに甲状腺機能低下は調べている．PBC の診断は確実として，あとの症状は不定愁訴だろう．

Dr. K の 診断までの思考プロセス

　「経過の長い」不定愁訴である．症候の局在性は乏しい．PBC という膠原病をもっており，レジデントからすればPBC でも多彩な症状もなんだかんだと色々出てしまうのではと思うかもしれない．しかし純然たる PBC 由来の症状というのは，瘙痒くらいしかない．PBC 以外の原因がないか考えてみることが第一歩である．

　そこでこのケースでも「原則3」を想起する．炎症病態でないことはわかっている．すると第3象限の疾患グループが残る．神経系の症候がないので神経疾患の可能性は否定的．すると残るはやはり内分泌代謝疾患ということになる．「2 検査スクリーニング法の実際」で示したように，特徴的な症状があまりない不定愁訴の場合で，かつホルモンを考えるなら ACTH/コルチゾールは提出してよい（A to Z list にも「A：Addison/ACTH deficiency」とある）．もし筋痛や骨痛主体ならば，副甲状腺機能亢進症などを考え，カルシウム/intact PTH を加えてもいいだろう．

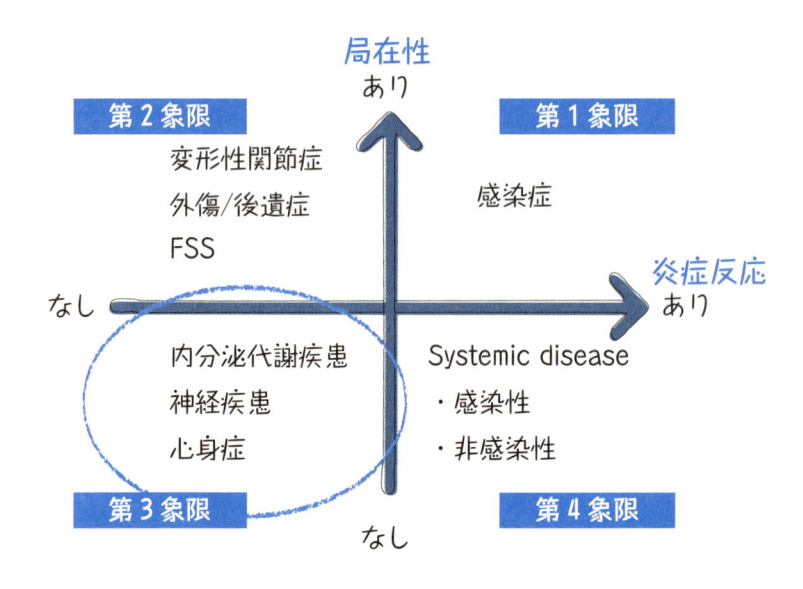

```
                    局在性
                     あり
                      ↑
  第2象限            |            第1象限
  変形性関節症        |
  外傷/後遺症         |        感染症
  FSS               |                              炎症反応
なし ←──────────────┼──────────────→ あり
                    |
     内分泌代謝疾患    |    Systemic disease
     神経疾患         |    ・感染性
     心身症          |    ・非感染性
  第3象限            |            第4象限
                     ↓
                     なし
```

> **診断の手がかりとなった所見・検査結果**
> ☑ ACTH/コルチゾール：ともに低値
> ☑ ホルモン負荷試験で汎下垂体機能低下症
> ☑ 頭部 MRI で下垂体病変あり

▶ 解説

　ある一つの有力そうな診断をみつけると満足してしまうという認知心理の隙をつかれた症例である．実はていねいな神経診察で，左眼瞼下垂，複視，軽度の両耳側半盲を認め，視交叉圧迫症状と考えられた．当初に眼科を受診したときの主訴は下垂体病変に由来する一連の病態だったと思われる．下垂体は腺腫の臨床診断だったが，手術時検体の検討の結果腺腫とはいえず，下垂体卒中との判断となった．推測になるが，PBC があり自己免疫の素因があることから，リンパ球性下垂体炎あるいは抗下垂体抗体の関与があったかもしれない（未検

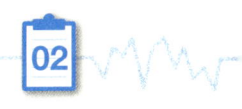

索).関節痛は副腎不全の一症候だったと思われた.なお,症状は副腎皮質ステロイド内服ですべて改善した.

最終診断名 >>> 原発性胆汁性肝硬変＋汎下垂体機能低下症

問診票学

　国立国際医療研究センター総合診療科の外来診療は,いわゆる一般内科診療である.継続診療もしているが,初診患者をひろく受け入れている.したがって当然,問診票の記載をお願いしている.その問診票の,症状に関する記載が多ければ多いほど,多彩であればあるほど,真の内科疾患の存在の可能性は低くなるとの経験則がある.これはちゃんと検証すれば,立派な臨床研究が成り立つと考えている.

　虫垂炎の患者は,ゆっくりと局所炎症が完成し,それに応じた症候・症状が順序よく表れるのが原則である.まったくの無症状の状態から突然発症の激しい腹痛がでるとか,突発する高熱で来るということは普通ないであろう.何となくお腹が痛く,大丈夫そうと思って学校や職場に行ってみたものの,やっぱり治らないので早退して病院にやってきた,という感じで現れ,主訴も「お腹が痛い」程度だったりする.虫垂という非常に限局した部位の炎症とその進展症状のみが症候となるからである.急性扁桃炎だって,熱と喉が痛い以外に症状が拡散していくことは考えられない.咽頭という限局した部位の炎症なのである.予告なく細菌感染症を例にしてしまったが,悪性腫瘍(特に固形癌)でも同様のことがいえるだろう.

　問診票で,患者の症状に関する記載がシンプルであるときは注意である.

03 一緒に自営業をしている兄が倒れてから忙しくて…

2～3年前からの不眠，易怒性，集中困難，全身倦怠感，体のかゆみ，口がまわらない，ふらつき

> **Point！**
> ▶「多彩な愁訴＋緩徐進行」の組み合わせの内科疾患の筆頭が内分泌疾患であることを知っていれば診断は容易！
> ▶ 症状が多彩過ぎるということが，逆に特徴的！
> ▶ ラボデータの解釈が重要！ 肝機能障害とされたものは，筋原性酵素上昇かもしれない．

症例（65歳男性）

　5年前から高血圧でクリニック通院中である．ともに自営業をしていた兄が3年前に倒れ，仕事が多忙となり精神的負担がかかっていた．以来，不眠やいらつきなどがみられ，時に感情があふれて流涙してしまうこともあった．受診の半年前からはさらに仕事が忙しくなり，口がまわらない感じになったり，妻の話では易怒性が増したりしたという．ここ1か月は倦怠感が強くなり，全身のかゆみが時々みられるようになり，肝機能異常を認めたということで，かかりつけ医より紹介受診となった．

- 前医基本血液データ：AST 92 U/L, ALT 131 U/L, LDH 762 U/L, CRP 0.07 mg/dL, 総コレステロール 340 mg/dL
- 胸部X線・心電図：正常範囲

ジュニアレジデントの First impression！

症状はかなり前からだ．非特異的な症状を無差別に訴えていて，不定愁訴のようにみえる．内分泌代謝疾患を考えてもいい経過だと聞いたことがあるけど，仕事や身内の病気などによる心労（身体化や気分障害）と考えられなくもない．実際，かかりつけ医は定期診察のときに身体疾患が発症したという異変は感じていなかったそうだ．

Dr. Kの 診断までの思考プロセス

「経過の長い」不定愁訴である．症候の局在性は乏しい．そこでまた「原則3」を想起する．炎症病態かどうかはCRPあるいは血沈の測定ですぐわかる．すると第3象限の疾患グループが残る．神経系の症候がないので神経疾患の可能性はかなり下がる（"易怒性"は気にな

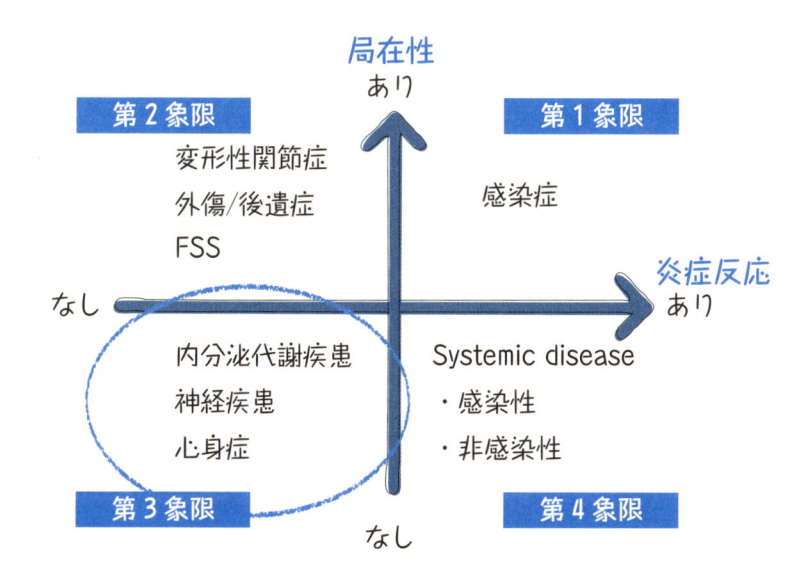

第2象限
変形性関節症
外傷/後遺症
FSS

第1象限
感染症

第3象限
内分泌代謝疾患
神経疾患
心身症

第4象限
Systemic disease
・感染性
・非感染性

（縦軸：局在性 あり/なし、横軸：炎症反応 あり/なし）

るので，神経疾患は棄却しない）．すると残るはやはり内分泌代謝疾患ということになる．「原則1」の"倦怠感"のところで示したように（p.29），まずは甲状腺疾患・副腎疾患からスクリーニングするのがよい．

　前医で「肝機能障害」との触れ込みで，実際初診時採血でもトランスアミナーゼ（AST，ALT）の上昇をみている．しかし実はCKが顕著に高値であった．肝機能障害のほか，筋原性酵素の逸脱（みかけの肝機能障害）も考えなくてはいけなかった．脂質代謝異常もみられており，この点は甲状腺機能低下症と合致する．

> **診断の手がかりとなった所見・検査結果**
> ☑ CK 2663 U/L
> ☑ TSH：176.100 μU/mL，freeT3<0.260 pg/mL，freeT4 0.03 ng/dL
> ☑ 抗サイログロブリン抗体 100.9 U/mL，抗TPO抗体 >600（抗甲状腺抗体の強陽性）

▶解説

　"不眠"ときくと，内科医をはじめとする身体科の医師は「睡眠薬」「自分の範囲ではない」と考えてしまいがちである．それはそれでいい．しかしすぐそうみなしてしまうことがピットフォールである．不定愁訴をみたら，まずは身体疾患を考える．この症例では"易怒性"は疾患に由来しないもの（性格，気分の不安定によるもの）と思われた．採血データに異常があれば，その原因を追求すべきである．甲状腺機能低下症でミオパチーを伴うことと，脂質代謝異常を伴うことはよく知られており，両者の組み合わせをみたら，相当する身体所見がなくてもTSHなどのホルモン測定に進んだほうがよい．

　橋本病はA to Z listで「H：Hashimoto」にリストされる疾患としているが，不定愁訴をみたら最初に一度はホルモンを測るとよい．甲状腺疾患は遭遇頻度が高い．不定愁訴界のキホン中のキホンである．

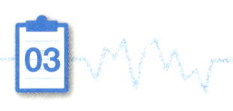

TSHだけでもよいのでスクリーニングをぜひおすすめしたい.

最終診断名 >>> 甲状腺機能低下症（橋本病）

油断できません

　不定愁訴となる候補疾患のうち,"ホルモン欠乏"ではその欠乏が極端なとき精査を急いだほうがよいと述べた（原則1）.以前,（不定愁訴ではなく）精神症状で来院した患者の器質因を精査したところ,ACTH単独欠損症だったというケースを経験した.このケースは,個人情報を伏せて修正された形で報告された[1]が,この実際の患者は,実は治療開始後に病棟で心肺停止し蘇生の甲斐なく死亡している.抗精神病薬併用などの修飾もあり,原疾患による死亡と決めつけられないが,低血糖や電解質異常,副腎不全による循環不全による死亡の可能性も残った.

　内分泌代謝疾患ときくと,いかにも緊急性のない慢性内科疾患という印象だが,精査に時間をかけないことを心がけ,生理学的異常にいつも注目し,油断しないことが大切である.

▶ 文献
1　貫井祐子,安井玲子,國松淳和.セミナー/カンファレンスシリーズ第10回　精神症状に低血圧・低血糖をともなった一例―国立国際医療センター国府台病院 精神科カンファレンスから.医療 2010；64(3)：224-9.

04 とにかく口がかわいてしまって…やっぱり精神的なものでしょうか？

半年前からの口のかわき，不眠，ふらつき，肌がかさかさする，倦怠感，汗がでにくい，微熱，軟便

Point！

▶ 違う科の医師がみれば，すぐに診断がつくこともある！
▶ 患者の症状（訴え）を，医学的症状におきかえてみる！
▶ 一通りの精査でもわからない場合，下垂体病変を忘れない．中枢性尿崩症は不定愁訴になる！

症例（45歳男性）

　半年前から口がかわく症状に困っている．3か月ほどたった頃，インターネットで調べて「自律神経失調症」らしいと思い，心療内科を受診した．やはり精神的なものといわれ，薬物での対症療法が行われたが，奏効しなかった．次に歯科を受診したところ，Sjögren症候群といわれ，今回総合病院の歯科口腔外科を紹介受診した．歯科では口腔乾燥はあるとされ，Sjögren症候群疑いで膠原病内科に紹介され精査された．血清学的異常はなく，小唾液腺生検まで施行されるに至ったが，これも異常を認めなかった．自分ではやはり精神的なものと考えているが，症状はまったく軽快なく，何か原因はないかと思い総合内科を受診した．

シニアレジデントの First impression！

　症状が長期にわたり，かつ多彩・非特異的．しかも，複数の医療機関・科ですでに精査されている．不定愁訴と考える・みなされるには条件が十分に揃っている．当然,炎症反応は終始一貫して陰性．今回は，膠原病内科受診はもう済んでいるし，膠原病疾患のみならず，すでに一通りの内分泌学的精査も済んでいる．Dr.K に教えてもらったマトリックスに一応あてはめてみよう．

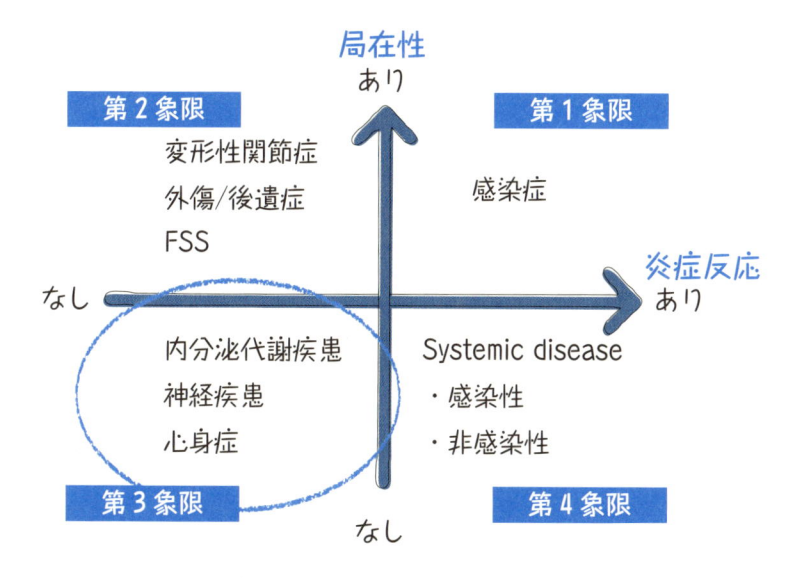

```
                    局在性
                     あり
                      ↑
    第2象限          │          第1象限
                     │
    変形性関節症      │
    外傷/後遺症       │     感染症
    FSS              │
                     │                    炎症反応
    なし ────────────┼──────────────→ あり
                     │
    内分泌代謝疾患    │  Systemic disease
    神経疾患          │  ・感染性
    心身症            │  ・非感染性
                     │
    第3象限          │          第4象限
                     ↓
                    なし
```

　このケースで器質的疾患を見抜くためのとっかかりはあるだろうか？　たぶん病気はないだろうけど，問診をしなおし，症状を確認してみることにしよう．
　（問診を追加）
- 水分を1日10リットル以上も摂っている
- 既往歴：10年前に他院で「肺ランゲルハンス細胞組織球症（LCH）疑い」といわれ，自然軽快しフォロー終了となっていることが判明

Dr. Kの診断までの思考プロセス

「患者の言葉を額面通りに受け取らない」というのは臨床現場では大切な箴言である．このケースで主な症状のひとつである「口がかわく・のどがかわく」というのは，口腔が乾燥しているのか，飲水したいという口渇感というべき状態なのか，冷静にわけてみることがまず大事である．

心因性多飲という病態もあるが，そうみなす前にいくつか除外すべき疾患はある．これまで中枢性尿崩症が意識された診察はされておらず，多飲の症状が見過ごされていた．尿崩症（diabetes insipidus）は，A to Z list にも「D：diabetes（DKA, Insipidus）」として挙がっている．

下垂体病変・下垂体疾患というのは，内科医にとっても盲点である．多飲の行動はむしろ不定愁訴とされた．小さな下垂体病変は通常の頭部MRIでは撮像範囲外となることもあり，はっきりと下垂体疾患を疑った条件でのMRIでないと不十分な検査になる．この症例では，LCHの既往歴があり，多飲の症状とあわせて考えると下垂体病変を疑うには十分であった．

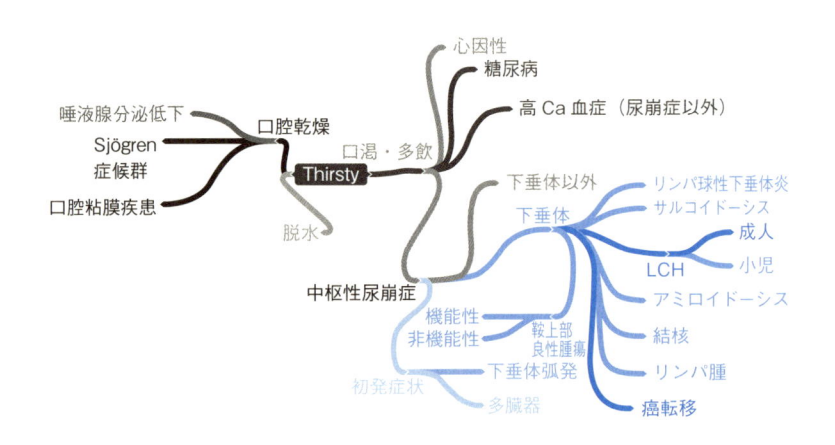

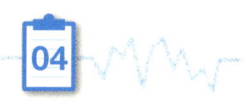

ちなみに，LCH は A to Z list にも挙がっている［X：histiocytosis X（LCH）］に相当する．

> **診断の手がかりとなった所見・検査結果**
> - ☑ 尿浸透圧＜血漿浸透圧
> - ☑ Fishberg 濃縮試験で尿濃縮障害パターン（中枢性尿崩症疑い）
> - ☑ 造影下垂体 MRI で下垂体病変あり（下垂体柄の腫大と増強効果）
> - ☑ 全身精査のすえ，病変はこの下垂体のみ．脳外科に依頼し下垂体生検（開頭手術のうえ，下垂体切除）．生検病理も LCH で矛盾しない

▶ 解説

　一般的な検査（血液・画像）や，複数の専門科受診によっても原因がわからない症状というのは，多くは不定愁訴である．しかし，少数ながらそれらの精査をすり抜ける内科疾患が存在する．このケースはそういったパターンの象徴的な例である．

　上述のように，「下垂体に何かあるかも？」と一度は考えることがコツである．症状的にも画像的にも"視界の外"に隠れやすい病態である．内分泌疾患・神経疾患は不定愁訴となりやすい疾患分野であることは本書で何度も強調しているが，下垂体疾患はまさにその性質をダブルで持ち合わせているといえる．しかも良性疾患であることが多い．そのことに敬意を表し，不定愁訴をみたら下垂体疾患を疑っておくというクリニカルパールを，ここに提唱したい．

　このケースのその後の経過であるが，診断確定後，同疾患の専門医療機関へ紹介し，現在化学療法中である．

最終診断名 ≫≫ 中枢性尿崩症＋ランゲルハンス細胞組織球症

05 今回の頭痛はつらい．身動きとれない．お母さんも頭痛もちでした．

1か月前からの頭痛．身動きとれない．1～2年前から頭痛や嘔気・嘔吐，だるさが出没．耳の聞こえも悪い気がする．

Point！

- 社会背景と不規則な症状との組み合わせは，その患者の経過自体を不審に思わせてしまう！
- 詳しい家族歴の聴取が，背景にある疾患の診断につながることがある！
- 「会話の疎通の悪さ」をみたら，難聴などの感覚器の機能低下を考慮する！

症例（20歳女性）

1か月前からの頭痛がつらく，身動きとれなくなってきたので本人が救急要請した．1～2年前から頭痛や嘔気・嘔吐，だるさなどをたびたび感じていた．頭痛時に視野にキラキラしたものも見えていた．母親も頭痛もちで，クリニックを受診してもその都度「片頭痛」や「胃腸炎」とされてきた．耳の聞こえが悪い気がするとのことだが，本人はあまり不便に思っていない．むしろ，母親やこちら（担当医）からみて，会話時に耳の聞こえが悪いような，意思疎通が悪いような印象を受ける．

05

- 職業は commercial sex worker．深夜勤務で生活は不規則
- 母親が糖尿病（内服薬で治療中）
- 初診時基本血液データ：血糖 429 mg/dL のほかは正常
- pH 7.35, PaCO$_2$ 29 mmHg, HCO$_3^-$ 16.0 mmol/L, BE －9.6 mmol/L, 乳酸正常
- 尿ケトン＋
- 頭部 CT：正常

シニアレジデントの First impression！

　片頭痛と不定愁訴とされていたようだけれど，データから軽症の糖尿病ケトアシドーシス疑いかな．"A to Z list"では「diabetes: DKA」に相当するし．新規に1型糖尿病が発症したのかもしれない．ケトーシスは，主訴である頭痛の原因になりそう．でも，1〜2年前からの「片頭痛＋不定愁訴」を糖尿病のせいにしていいものか….

・身長が140 cmと低いが，母親によれば30週・体重1200 gで出生しており，そのせいと思っている．しかし母親も低身長
・小学校以来の学校健診でひっかかったことはない．3年前の健診でも正常
・父親は元気．母方祖母は幼少期に他界（原因不明）

Dr. Kの 診断までの思考プロセス

　救急搬送されて糖尿病発症が判明した症例．糖尿病だけでは不定愁訴とはならないはずである．「片頭痛」は不定愁訴になる．マトリックスでいえば，「炎症反応なし＋局在性あり」の第2象限である．第2象限は「自覚的な局所症状の増幅」が本質 の象限だった(p.14)．このケー

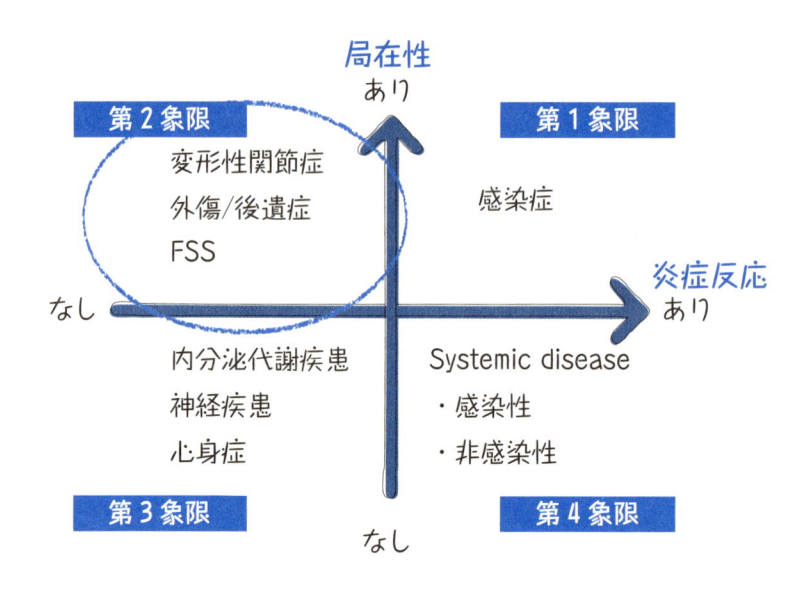

```
              局在性
               あり
第2象限    ↑        第1象限
  変形性関節症
  外傷/後遺症      感染症
  FSS
                              炎症反応
なし ──────────┼──────────→ あり
  内分泌代謝疾患    Systemic disease
  神経疾患        ・感染性
  心身症         ・非感染性
第3象限    ↓        第4象限
              なし
```

　スのように，片頭痛が1〜2年もの間コントロールされないでいると不定愁訴となりえる．しかし，片頭痛は症状のみで診断する疾患である．本当に片頭痛だろうか？と考えていく．

　そして今回の患者の状態に戻る．搬送時，若干のpHおよび重炭酸（HCO_3^-）の低下を認める．この1か月続いた頭痛の悪化の原因にはなるであろう．しかし，意識も清明で状況からは軽い糖尿病性ケトーシスという程度である．ただ，「若年の糖尿病」が発症しており，原疾患がないか？と考えることが重要である．原疾患候補として，若年発症，低身長，糖尿病家族歴（母親）から，ミトコンドリア糖尿病が挙がる．たびたび認めていた頭痛，難聴（疑い）なども，ミトコンドリア病のひとつであるMELAS（mitochondrial myopathy, encephalopathy, lactic acidosis, and stroke-like episodes）の一症状かもしれない．繰り返していた片頭痛も，MELASの発作だったと考えると辻褄が合う．

> **診断の手がかりとなった所見・検査結果**
> - ☑ 母親の糖尿病＋高口蓋・低身長・両側感音性難聴
> - ☑ 髄液中乳酸・ピルビン酸の上昇
> - ☑ 遺伝子検査で3242変異を確認

▶解説

　耳鼻科での検査で感音性難聴が判明した．神経内科医の診察により，「高口蓋，低身長，若年糖尿病，家族歴」の組み合わせから，ミトコンドリア脳筋症が疑わしいとされ，最終的には遺伝子検査で確定された．

　MELASは，この症例のように小児期に有症状とならずに成人後に判明することはよくある．ただし，小児は自分の症状をうまく言えず，繰り返す頭痛発作や軽度の難聴があっても不定愁訴となることもある．また，感音性難聴も自覚上生活に支障がないこともある．このケースでは「他者からみて一見意思疎通が悪くみえる」という表現になっていた．また振り返れば，MELASの頭痛発作が，典型片頭痛発作に非常に似ていたということも興味深い．

　結果的には「2. 患者の表現の問題」（p.17）に相当するケースだったと思われる．高血糖・軽度のケトーシスなどからsickの状態にあって，難聴もあったということになる．

最終診断名 >>> ミトコンドリア病（MELAS）

06 2〜3年前から頭がふらつくんですよ…

2〜3年前からの歩行時や起立時のふらつき，頭がくらくらする，便秘，水の飲みにくさ，細かい手作業が困難，まぶたが重い

Point！

- 緩徐に進行し，ゆっくりADLをおかしていく神経疾患を忘れない！
- 経過は長く，非常に非特異的な症候の組み合わせであるが，不定愁訴としてしまう前に神経診察が必要！
- 神経疾患には普通血清マーカーはないので，病気が完成しない（神経症候がわかりにくい）うちは「異常なし」とされやすい！

症例（75歳男性）

2〜3年前から頭がくらくらし，ぼんやりするような感じが出現．まぶたが重いなどの症状もあった．1年半前に同様の主訴で医療機関を受診し，血液検査，頭部MRI，心臓超音波が施行されたが異常なし．心身症とされていた．しかし症状は徐々に悪化傾向だったという．便秘も生じ始め，細かい手作業にも少し難渋するので受診した．

- 基本血液データ：正常
- 甲状腺機能：正常，ビタミンB1，B12，葉酸：正常
- 頭部MRI：正常

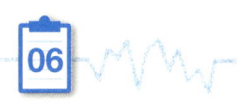

ジュニアレジデントの First impression！

かなり長い経過で，一見年齢相応にもみえる諸症状の悩みだ．認知機能低下はない（長谷川式認知症スケールでは満点）．症状を聞けば何か言う感じだし，不定愁訴かな．神経疾患や脳血管障害は年齢的に頭をかすめるけど，すでに頭蓋内精査は済んでいるし…．

Dr. K の 診断までの思考プロセス

「経過の長い」不定愁訴である．症候の局在性は乏しい．そこで「原則3」を想起する．炎症病態でない．すると第3象限の疾患グループが残る．今回は運動の障害が否定できないので，神経疾患を残す．神経診察をしっかり行ってから鑑別を検討してみる．

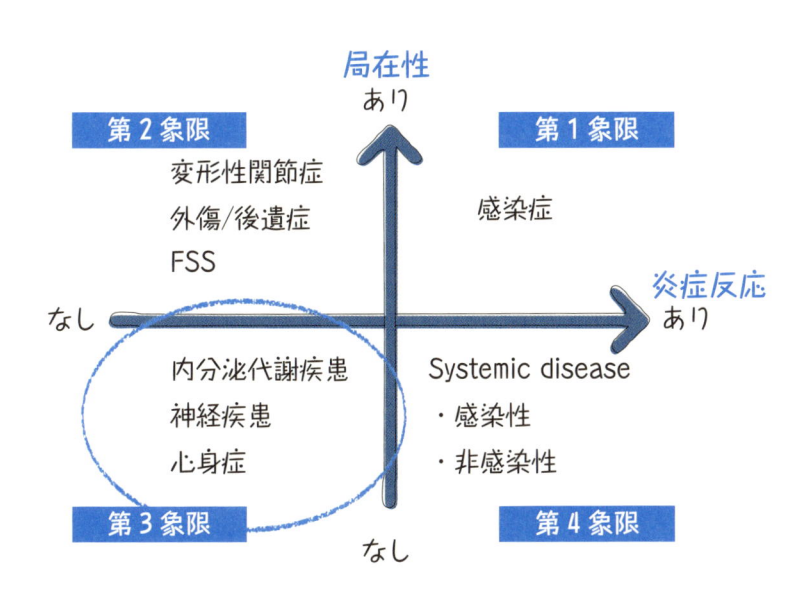

第2象限
- 変形性関節症
- 外傷/後遺症
- FSS

第1象限
- 感染症

第3象限
- 内分泌代謝疾患
- 神経疾患
- 心身症

第4象限
Systemic disease
- 感染性
- 非感染性

縦軸：局在性（あり/なし）
横軸：炎症反応（あり/なし）

> **診断の手がかりとなった所見・検査結果**
> ☑ 神経診察：両上肢鉛管様固縮，左手関節歯車様固縮
> ☑ MIBG心筋シンチグラフィー：心筋のMIBG保持機能低下（positive）

▶解説

　このような長期経過で緩徐に進行する疾患は，内分泌代謝疾患や神経疾患であることが多い．"心身症"のような病名をつけてしまう前に，身体疾患を検討すべきである．この症例では神経診察が決め手となったが，神経所見をとる行為は何も神経専門医のみに許された行為ではない．苦手意識からか，自身の神経診察の正確性を疑問視してしまい避ける内科医も多いが，Parkinson病のように血液検査などで特異マーカーのない疾患もあるから，ていねいに手足を診察するようにしたい．経過中みられた便秘は，Parkinson病に伴いうる自律神経症状と思われた．この症例は，診断ののち神経内科で抗Parkinson薬が導入され，外来でフォローされることとなった．

最終診断名 >>> Parkinson病

リウマチ性疾患は「第4象限」だけではない

　日本における「リウマチ・膠原病（内）科」は，欧米の「rheumatology」と100％イコールではない（"欧≠米"でもあるのでは？という議論はここではしないでおく）．不明熱やアレルギー学なども診療の守備範囲とした"自己免疫・炎症内科"といった趣のある日本のrheumatologyと，筋・骨格すべてのトラブルに高い専門性で対応する本場のrheumatologyとの違いは，実臨床にも影響を及ぼしているかもしれない．

　脊椎関節炎（spondyloarthritis：SpA）[1]は，相当な数がunderdiagnosisされていると思われる（SpAは，強直性脊椎炎やReiter症候群といった疾患を含めた疾患概念である）．初期のSpAや活動性の低いSpAでは血清反応がないか乏しいものがある．日頃から，関節痛をきたす患者の診療において炎症反応やマーカーに（ややもすると）依存してしまうためか，進行期ではないSpAでみられうる非特異的な筋骨格系の疼痛が不定愁訴とされてしまうこともかなりある（本書でいう「第2象限」に投げ込まれてしまう！？）．私を含め，日本の「リウマチ専門医」が本場のrheumatologistとしては不十分ということが要因かもしれない．

　この話，一般内科医に対する『血清異常を伴わない，筋・骨格系の痛みの不定愁訴の鑑別にSpAも考えよう』というメッセージとしても成り立つであろうが，リウマチ専門医に対しての『日頃から，軟部組織，筋肉，筋膜，関節，腱，腱付着部，靭帯，骨に対する診察と診たてのトレーニングを怠らず，血清マーカーに頼らない診断を』という手厳しいお話（というか自戒）にあえてしたい．

▶ 文献
1　七川歓次．脊椎関節炎の疾患概念と歴史．リウマチ科 2012；47：111-8．

07 2年前に駅の階段で転んでからずっとふらついちゃうんだよ．

2年前からのふらつき

Point !
- ▶「アルコール多飲」という情報があると，説明のつかない症候がある場合に担当医が関心をもたないことが多い！
- ▶ 症状が局在していても，長期の経過だと軽視されがち！
- ▶ 症状が局在していても，別の仮説があると軽視されがち！

症例（70歳男性）

2年前に駅の階段で転倒し，頭部を打撲して以来ずっと，ふらつくとのことで受診した．この2年間，複数の医療機関・科（脳神経外科，耳鼻咽喉科，一般内科）で精査されたが，どこにおいても「お酒の飲み過ぎが原因」とされていた．

- ■ 飲酒：焼酎を1日数杯
- ■ 初診時基本血液データ：正常，ビタミンB1，B12，葉酸：正常，甲状腺ホルモン：正常
- ■ 認知機能：正常

ジュニアレジデントの First impression！

　もうこれはアルコールによる神経障害でしょう．頭部CT・MRIや血液検査も済んでいて，適切な精査はなされたものと考える．症状は2年前に転倒してからだといい，緩徐進行の神経疾患や内分泌疾患と考えるには契機がはっきりし過ぎ．神経疾患や内分泌代謝疾患は通常，いつからともなく始まることが多いとDr.Kに教えてもらったことがある．経過が長く，重大な病気はない．ビタミン欠乏や甲状腺機能異常なども否定されている．

Dr.Kの 診断までの思考プロセス

　まず訴えとしては，多彩というより"ふらつき"に定まっている．別の症状をあれこれ言っていないから，ひとまず「局在している」とと

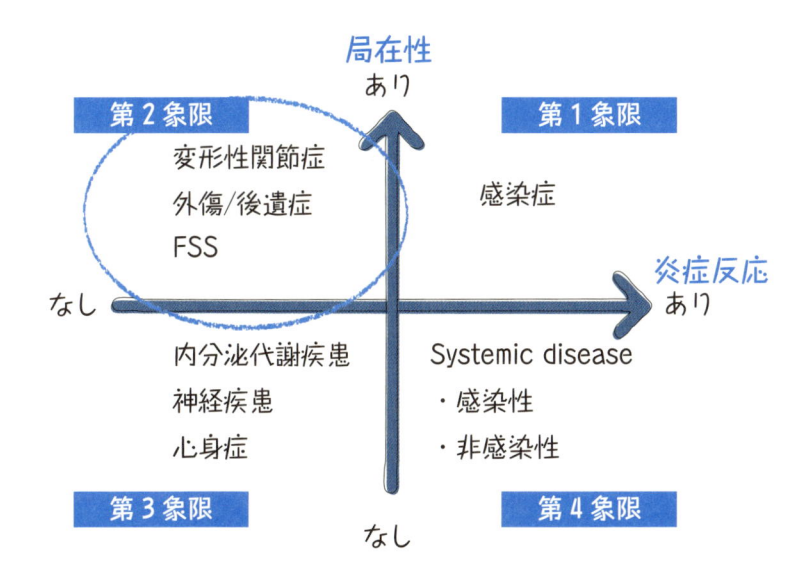

```
                       局在性
                       あり
                        ↑
  第2象限              |              第1象限
                        |
    変形性関節症        |
    外傷/後遺症         |         感染症
    FSS                 |
                        |
  なし ─────────────────┼─────────────────→ 炎症反応
                        |                    あり
    内分泌代謝疾患      |    Systemic disease
    神経疾患            |    ・感染性
    心身症              |    ・非感染性
                        |
  第3象限              |              第4象限
                        ↓
                       なし
```

らえる．炎症反応は陰性で，症状の経過が十分長いために不定愁訴となっているが，マトリックスでは「炎症反応なし＋局在あり」に相当するケースである．

つまり，この第2象限に相当し，FSSといった機能性障害が多くを占めるグループである．また認知機能は正常範囲であり，「原則5」に留意すべき状況でもない．

このケースでは，患者をぱっと見て「ふらつき」というより，歩行障害がありそうであると感じた．したがって，神経診察を行い小脳障害も念頭に所見をとることを重視し，ひとまずアルコール以外の要因を考えていくことにする．

> **診断の手がかりとなった所見・検査結果**
> ☑ 神経診察：小脳失調（両上肢の協調運動障害，wide-based 歩行，構音障害）
> ☑ 頭部 MRI 小脳：軽度萎縮，脳幹：萎縮，橋の十字サイン（＋）

▶ **解説**

神経診察の結果，小脳に起因すると思われる失調症状を系統的に認めた．頭部 MRI を施行し，神経内科専門医にコンサルトしたところ，脊髄小脳変性症の診断を得た．タルチレリン内服が開始され，経過観察中である．

このケースでは"ふらつき"に症状が固定している．普通はこれについての鑑別をすすめていくので，不定愁訴化しないはずである．第2象限の疾患としては例外的なケースといえる．結果としてだが，不定愁訴の分類で示した「3. Doctor's neglect」（p.19）にも相当するケースかと思われる．

このケースのように，神経所見をとってみて検討するという一見地味な作業が，ある疾患の診断の端緒となることがある．長引く症状で

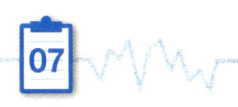

は神経診察を行ってみるべきである．

最終診断名 >>> 脊髄小脳変性症

レア物が好きということは

　内科診断学の格言で，「シマウマ探しをするな」「蹄の音を聞いたらシマウマではなくウマを探せ」というものがある．いたずらに（知的好奇心にまかせて？）低頻度のレア疾患から考えたり，追ったりするのではなく，まずは頻度の高い疾患（＝ウマ）から考えよとの意である．が，私に言わせれば，これは内科診断のプロとして当然のことである．
　私のことを単なる"zebra-seeker（シマウマを探す人）"と思っている方がおられる．しかし私のような真の"zebra-lover（シマウマ好き）"というのは，本物のシマウマ を好み，こだわるからこそ「ウマ」を厳しい眼で査定することを常にしている．そしてそれは少なくとも私にとっては苦痛ではない．高頻度疾患から考えることや，種々の除外診断をするプロセスを行うのは当然であって，嫌だとか飽きるとかいう次元ではない．
　"zebra-lover"は，常日頃から「ウマ」を除外する眼を磨いていることになる．その眼をかいくぐるものが，いわゆるレア物なのである．

08

> 2週間前に母が亡くなり，九州の実家まで往復して大変だったんです．それに先月から夫が癌で入院していて…

5日前からのふらつき，左上肢のしびれ，頭重感，倦怠感，回る感じのめまい，呂律がおかしい，物が二重にみえる（全体的にだぶる感じ）

Point！

- 発症から長期間たっていなくても，不定愁訴とされてしまうことがある！
- バイタル，血液検査，画像が正常でも病気はありえる！
- 「神経不定愁訴」では，神経診察の繰り返しと髄液検査が重要！

症例（60歳女性）

2週間前に母親が他界し，心身ともにかなりの疲労があった．5日前に両下肢の脱力感が始まり，歩行時にふらつきを認めた．左上肢のしびれや頭重感，倦怠感などもあった．定期内服薬はなく，健診も一切受けていない．

- 歩行：左右にふらつき．ゆっくり歩かせると軽減する
- 神経所見：明らかなものなし（最初右上肢のバレー徴候陽性だったが，再現性なし）
- 血圧 170/90 mmHg，脈拍数 80 回/分，体温 36.6℃，意識清明
- 頭部 CT・MRI：正常
- 血液検査：正常

08

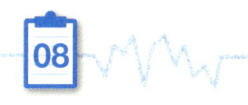

ジュニアレジデントの First impression！

　健診を長期間受けたことがなく，高血圧を放置していたのかもしれない．脳血管障害らしい所見はない．社会背景（身内の死亡や入院）に伴う因子も多く，過労やストレスに伴う身体表出かもしれないな．脳血管障害さえ否定されれば不定愁訴に近いだろう．

　（再診時）めまいがひどくなり，目を開けるとつらい，全体的に視野がだぶってぼやける，などの症状が増えた．家族からみると，呂律がおかしい印象をうけるとのこと．血圧は悪化なく150/90 mmHg．

　ぱっと見の重症感はなく，脳画像・血液検査で異常を認めない．ストレスが多く，やっぱり心因反応としての身体不定愁訴だろうか…？

Dr. Kの 診断までの思考プロセス

　まず訴えとしては，神経系の症候を思わせるものの所見として固定せず，訴えのみのいわば「神経不定愁訴」の様相となっている．局在はおそらくない．炎症反応は陰性で，症状の経過は1週間前後と十分長くないが，マトリックスでは「炎症反応なし＋局在なし」に相当するケースである．

　ただし，このケースでは症状が長期化しておらず，すぐに不定愁訴とみなさず「原則1」の内容をよく振り返る必要がある．その場で何かすべき緊急性はない状態であり「心因性／不定愁訴」の可能性もなくはないが，神経内科医にコンサルトとしたい．

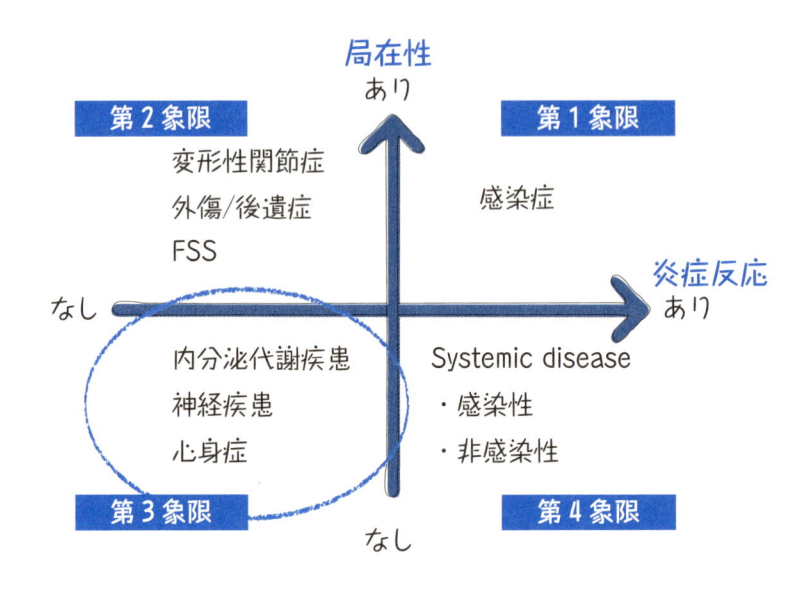

```
           局在性
            あり
            ↑
第2象限            第1象限
  変形性関節症
  外傷/後遺症        感染症
  FSS
                              炎症反応
なし ─────────────────→ あり
    内分泌代謝疾患    Systemic disease
    神経疾患         ・感染性
    心身症          ・非感染性
第3象限            第4象限
           なし
```

> **診断の手がかりとなった所見・検査結果**
> ☑ 神経内科医による神経診察：外眼筋麻痺，四肢腱反射は消失，指鼻指試験で軽度の測定障害
> ☑ 抗ガングリオシド抗体陽性（抗GT1a抗体強陽性・抗GQ1b抗体弱陽性）

▶解説

　神経内科の診察でFisher症候群の3徴（運動失調，外眼筋麻痺，腱反射消失）が認められ，入院のうえ大量免疫グロブリン静注療法が開始された．髄液蛋白は正常だったが，後日抗ガングリオシド抗体陽性が判明し，確定診断を得た．Fisher症候群はA to Z listでは「F: Fisher」に相当する．「ふらつき・めまい＝運動失調」，「目を開けるとつらい・物がぼやけてみえる＝外眼筋麻痺」で説明がつくと考えら

れた．

　この症例では，当初思考の過程で症状の局在が「ない」としたが，症状が「神経系に局在している」と認識できれば，「局在あり」とみなすことができ不定愁訴にしなかったかもしれない．「原則1」を確認してみよう（p.28）．

　血液検査や脳画像検査といった，客観性のある検査での結果が正常だったことも，「病気はなさそう」との印象を強めた．しかし血液検査や脳画像ではFisher症候群を否定できない．このケースでも，ていねいな神経診察を行ってみることの重要性が示唆された．実際このケースでは，神経内科コンサルトの前に深部腱反射の診察を省略していた（頭部MRIをすぐ実施して脳血管障害を否定してしまっていたので）．不定愁訴の分類で示した「3. Doctor's neglect」にも相当するケースかと思われる．

　このケースファイルを読んで「難しい神経の病気．見抜けなくても仕方がない．」という感想をもってしまっただろうか．いきなりFisher症候群を見抜けなくてもよい．ただ，患者があれこれと症状を言ったとしても，発症して日が浅いときは不定愁訴としない という心がけを，普段から持っていればよい．「時間」という要素は，不定愁訴成立のための条件であることをもう一度確認しておきたい．

最終診断名 >>> Fisher 症候群

09 5〜6年前から物忘れが進んできてます．認知症ですよね？

5〜6年前からの認知機能低下．だんだん身の回りのことができなくなり，ときどき頭痛や顔面の違和感を訴える．家人は，言葉が少なくなってきている気もする．たまにぼーっとしているようにみえるという

Point！

▶ 慢性・緩徐進行の経過でも，器質的な頭蓋内疾患の可能性がある！

▶ 神経診察に自信がなくても，長期経過で画像を見比べることなら確実にできる！

▶ 認知機能低下をみたら，一度は「原則5」に立ち返る！

症例（75歳女性）

5〜6年ほど前から，家人からみて，ゆっくりと認知症が進んでいるような気がしていた．3年ほど前に頭痛や顔の違和感も訴えたためクリニックを受診したが，心因性と言われ睡眠薬を処方された．その後だんだんと身の回りのことができなくなったので，2年前脳神経外科を受診して精査された．脳MRIでは両側大脳の白質病変および基底核にT2高信号を認め，慢性虚血性変化・動脈硬化の影響とされた．認知機能低下に関しては血管性認知症と診断され，抗血小板薬で経過観察されていた．その約1年後となる今回，転倒をきっかけに救急搬送された総合病院の救急科で頭部CTが施行され，問題ないとされた．その翌日，経過観察のため内科外来を受診したもの．

- バイタルサイン：正常
- 家族歴：身内に統合失調症の者が2名
- 初診時基本血液データ：正常
- 長谷川式認知症スケール：12点（30点満点）

シニアレジデントの First impression！

　認知機能低下は明らかで，経過も長い．年齢的にも血管性認知症で矛盾しない．面談時に，やや反応が緩慢で，返答がたまに"ちぐはぐな"な印象を持った（家人はそれほどの異常と思っていない）．認知機能低下もあるにはあるだろうけど，精神疾患の家族歴もあり，この患者もベースには統合失調症に近いものがあるのでは？

　が，Dr.Kにいつも言われている「原則5」を考えるなら「器質的な認知症」があるかもしれないし，精査することになるな．①神経診察のとりなおし，②頭部 MRI 再検，③異常があれば髄液検査，を検討してみよう．

（追加精査）
- 造影頭部 MRI：両側大脳白質のびまん性多発高信号と左中小脳脚の高信号を認めた．造影効果は無かった．よくみると，大脳白質の高信号と左中小脳脚の高信号とは連続病変である．
- 神経診察：軽度右上肢麻痺，左上肢腱反射亢進，両側バビンスキー陽性
- 髄液検査：正常

Dr. Kの診断までの思考プロセス

高齢者が認知機能低下をきたし，そのためか不定愁訴とされた期間も長い．しかし今あるのは「進行性の認知機能低下＋神経診察上の異常所見」である．不定愁訴分類のマトリックスに進むのではなく，「原則5」をまず適用すべき場面である．「原則5」を検討した後も異常を認めないとき初めて不定愁訴として検討を進める．このケースは，「原則5」の項の中では，「器質性認知症」に相当する可能性が高い．すでに髄液正常まで確認できており，炎症反応は陰性である．不定愁訴として鑑別を進めるのではなく，純粋に「進行性の認知機能低下＋神経診察上の異常所見」を詰めていく．頭部MRIの所見はどう考えていけばよいのか？　前医である脳神経外科での精査後は，血管性認知症とされていた．この2年前のMRIと比較してみるということをすべきだろう．もし，神経診察に苦手意識があり自分のとった所見に自信がなくても，前医の脳画像を取り寄せて比較するという作業ならば確実に実行できる．

> **診断の手がかりとなった所見・検査結果**
> ☑ 2年前の脳MRIとの比較：白質病変の拡大と，左中小脳脚との連続性の出現
> ☑ 脳生検：びまん性星細胞腫（グレード2）に相当

▶ 解説

病理所見と臨床経過や画像上の特徴の全てを総合して，グリオマトーシス（gliomatosis cerebri，グレード4）と診断した．しかしその後，積極的な治療はしないことを家族が選択した．

グリオマトーシスは，A to Z listに「G：gliomatosis」として挙がっている．その臨床像には，①非常に緩徐な進展である，②進行するま

で認知機能低下や頭痛などの症状にとどまる，などの特徴がある．画像所見もこれに対応した特徴をもち，脳腫瘍らしい腫瘤や限局病変をつくらない傾向がある．脳の構造を保ったまま，組織に染み込むように浸潤していく．増強効果も乏しい．病理所見もこの症例のように，範囲の広いびまん性星細胞腫とされていることが多く，グリオマトーシスと診断されないこともある．背景としてグリオマトーシスを独立した疾患概念としない考え方もあるからであり，この点はまだ流動的である．

　このケースから学ぶことは，グリオマトーシスかどうかの定義や，このようなまれな病態の知識より，長引く症状があってかつ診断（このケースでは血管性認知症）がついてしまっている場合でも，一度は神経所見をとってみて検討するという地味な作業が大切だということである．それがある疾患の診断の端緒となることがある．この点は，ケース05からの学びに通ずるものがあるといえる．

最終診断名 >>> グリオマトーシス（gliomatosis cerebri）

10

> 物忘れがひどくて… ふらふらするし，よく転んじゃう．

半年前からの物忘れ，ふらつき，めまい，動悸，耳鳴，耳が痒い，歩行不安定，易転倒性，多弁，まぶたがつる（＋初診の検査で肝機能障害が判明している）

Point！

- 多彩な愁訴の中に，致命的な疾患が紛れていることがある！
- 不定愁訴のなかに，複数の疾患がみつかることもある！
- 1つ病気をみつけても，繰り返し症状の由来を検討すべきである．認知症ですまさない！

症例（85歳女性）

半年前からの物忘れが主訴で来院．ひたすら多弁で，多数の症状を無差別に話す．長谷川式認知症スケールは25点（30点満点）で軽度の認知機能低下あり．受診の1か月ほど前からふらつきが増し，転倒する回数も増えてきたという．

- 初診時基本血液データ：AST36 U/L, ALT33 U/L, LDH244 U/L, ALP591 U/L, γGTP291 U/L, CRP0.11 mg/dL, CK81 U/L（胆道系酵素の上昇）
- 甲状腺機能：正常，梅毒：正常
- 頭部MRI：多発ラクナのみ
- 心電図：心拍数63回/分，洞性不整脈

シニアレジデントの First impression！

多弁で話の内容にまとまりがなくて，面談が難しかったなぁ．認知機能低下というのも年齢から了解しやすいし，頭部 MRI では海馬の萎縮はみられない．転びやすいというのは気になるけど，血管性認知症だと思う．

Dr. K の 診断までの思考プロセス

「2．患者の表現の問題」に相当するケースである（p.17）．高齢者の場合，難聴や視力低下なども併存している場合がある．この症例でも確認したが難聴はなし，近医で白内障があると言われたが軽度であるとのことだった．肢体の機能は正常であることは確認した．病的状態になく，よくしゃべり元気という印象であった．頭蓋内精査はしているので，慢性硬膜下血腫などは否定されている．炎症反応はない．肝機能障害があるが，甲状腺機能は正常である．肝炎ウイルス抗体は陰性で，腹部超音波でも正常だったので，抗ミトコンドリア M2 抗体を提出するが，肝疾患がこれら多訴の主因ではないと考えられる．脈拍は 70～80 回/分，診察上不整はないが，動悸の訴えが続くのでホルター心電図をオーダーした．

診断の手がかりとなった所見・検査結果
- ☑ 抗ミトコンドリア抗体陽性：152.4 U/mL（原発性胆汁性肝硬変疑い）
- ☑ ホルター心電図：最大 6 秒の洞停止を計 20 回＋期外収縮散発

▶ 解説

ホルター心電図の所見はペースメーカーの適応で，すぐに埋設術が

施行された．これにより「何となくすっきりした」と表情が良くなった．転倒しなくなり歩行が安定した．ただし，多弁で面談しにくい様相は不変であり，耳鳴りなどは外来フォロー中も続いた．ホルター心電図で洞不全症候群（SSS）が発見されたのは，初診から1か月たった後だった．また，ウルソデオキシコール酸内服で肝機能は正常化した．

　この症例においてSSSの診断をやや遅れさせたのは，患者の訴え方・表現の仕方にあったことは否めない．多彩な愁訴の中の「転倒しやすい」というやや異質な症状に気づかず，その原因を調べることを怠っていたらSSSの発見が遅れ，致命的（突然死）になっていたかもしれない．また肝機能障害に対しては適切な検査で診断に至れたものの，症状に関係ない客観異常があると，それを症状の由来であるとしてしまうことがある．常に，全体をみて整合性をとりながら診断すべきである．

最終診断名 >>> 洞不全症候群＋原発性胆汁性肝硬変

言語化できない人

　抽象的なことや言語化しにくいことを言語化することは難しいことだ．それを成し得た人は偉大だし，それはそれで素晴らしいけど，ちょっと待って．これにはいろんな前提違いと，解釈の場合分けがある．そもそも，物事を理解するにあたり脳内で言語化する必要がない認知特性の人がいる．また，言語化されることが至上であるとする人がいる．「ことばでわかりやすく説明するから素晴らしい」と．確かに抽象思考や映像理解などは，その質も量も人には伝わらないし，物事の初歩の理解（たとえば，入門者の理解度をみるなど）を確かめるには言語化が必要だ．ただし，特に「評価」が要らない過程，日々の業務を円滑化させる思考だったり，危険を察知して未知のことに対策を立てる作業だったり，学問であっても「発想」を求められるような場面では，言語化が要らない場面がある．ここで，「そんなの当たり前じゃん」と思う人と，「言語化できなかったら意味ないじゃん」と思う人がいる．まあ，ソコソコがいい，というのは常に落ち着きやすい結論で，落としどころゲームとしてはありである．私が，個人的趣味で問題にしたいのは，そうした言語理解・非言語理解が極端である場合である．世の中は比較的，言語理解と言語化に長けた人に過ごしやすいようにできている．そりゃそうだ．私は"そうでない人たち"に目を向けたい．

11 精一杯生きたのでもういいですわ…

1年前からの食欲・気力低下，肩や大腿の痛み

> **Point！**
> ▸ 抑うつ・認知機能低下をみても，まず内科的な原因がないか検討する！
> ▸ 炎症反応があれば，その原因をつきとめるまで不定愁訴にしない！
> ▸ 高齢うつに紛れる鑑別候補としてリウマチ性多発筋痛症を考える！

症例（90歳男性）

　ずっと健康であり，物書きや住職の仕事を精力的にこなしていたが，1年前に急に食欲と気力が落ちてしまった．肩や太ももなど体じゅうが痛く，近医でステロイドの関節注射を打ってもらっていた．痛みはそれでかなり良くなるものの，効果が切れると症状が戻ってしまい，担当医からも「年齢が年齢だし」というように言われ，本人も仕方がないと思っていた．半年ほどたって，血液検査が行われ，CRP15 mg/dLと高値を認めたが，原因もわからないまま末期癌であるような説明がされ，対症療法のみされていた．2か月前（発症10か月頃），長期療養中だった妻が他界．抑うつが本格的に進み，食事も十分とれなくなり痩せていった．本人も，このままの自然死を受け入れるような発言がみられるようになっていたが，せめて最後に精査などできないかと家人が考えて受診した．

- 腕や大腿の筋痛と，肩の挙上困難
- 抑うつ的

シニアレジデントの First impression！

確かに非常に気力が落ちていて，抑うつ的な発言が聞かれる．長期間かかりつけ医を通院しているけど，「超高齢者が慢性的に体調悪い」というだけで，まだ特異的な診断はついていないな．炎症反応も陽性だし，これは不定愁訴にしちゃう前に精査すべき．まずは，うちの病院でも炎症反応をみてみよう．
- 初診時血液データ：CRP10.31 mg/dL，血沈1時間値130 mm

Dr. Kの 診断までの思考プロセス

症状は，筋痛や食欲低下などであり，経過は長期である．かかりつけ医からは不定愁訴とされていたが，炎症反応があるのでまずは精査する．

「炎症反応あり＋局在なし」に相当するケースである．このあとのプロセスは，ケース06と同様である．

第4象限，つまり炎症性の全身疾患から想定していく．「原則2」に忠実に従う状況で，「高齢者が慢性に持続する炎症反応を呈しうる疾患の鑑別」ととらえていく．感染性心内膜炎，リウマチ性多発筋痛症／巨細胞性動脈炎，肺外結核，悪性腫瘍などを想定して検査を計画するが，この症例の場合は，筋痛や肩の症状を訴えていること，高齢であること，血沈が著明亢進していることなどからリウマチ性多発筋痛症（PMR）を思わせる．この疾患を意識した診察を行う．悪性疾患の除外や血液培養陰性の確認の後は，少量副腎皮質ステロイド投与

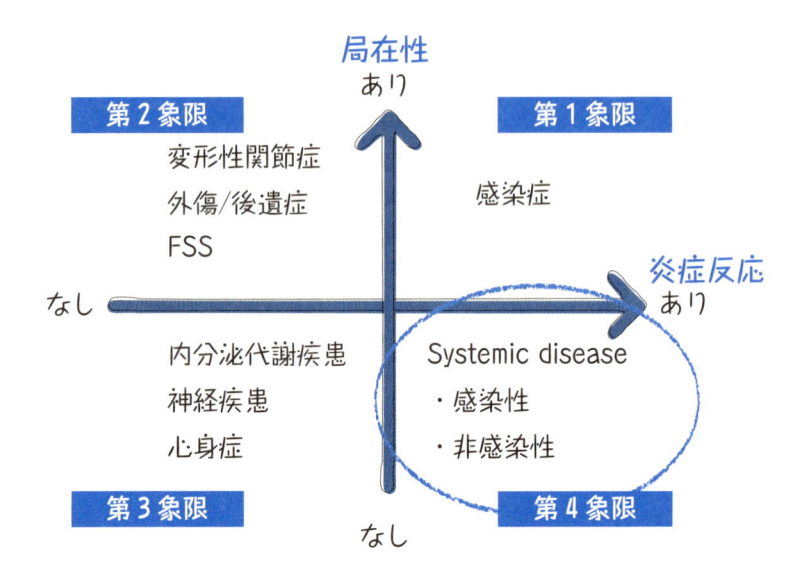

```
            局在性
             あり
             ↑
第2象限      |       第1象限
 変形性関節症  |
 外傷/後遺症  |    感染症
 FSS        |
            |                炎症反応
なし ───────┼──────────────→ あり
            |   Systemic disease
 内分泌代謝疾患|   ・感染性
 神経疾患     |   ・非感染性
 心身症       |
第3象限      |       第4象限
             なし
```

で著効すればより PMR らしさが増す．

> **診断の手がかりとなった所見・検査結果**
> ☑ 胸腹骨盤 CT にて特記すべき異常なし（進行癌の存在は否定的）
> ☑ PMR の診断基準をみたす
> ☑ プレドニゾロン 15 mg/日が著効

▶ **解説**

　高齢である患者が，その病歴の中で妻の死も加わり，抑うつ症状を呈しても無理もないとされていた．身体病状もあるにはあったが「仕方ない」という雰囲気となっていた．しかしこの患者には慢性的な炎症反応があった．これに対するアセスメントを実直にしていれば見抜けた症例かもしれない．

　発症時期は，おそらくこれは患者の申告どおりだと思う．PMR は

少なくとも半数以上が比較的突然発症とされる．"抑うつ"もPMRの有名な症状である．この症例では，プレドニゾロン15 mg/日投与により，速やかに炎症反応が陰性化し，筋痛の消失，抑うつの改善をみた．外来で継続フォローし，治療開始1年後も寛解状態維持できており，診断の変更もされていない．そして以前のように，独歩で散歩したり自分の趣味などをしたりできるようになっている．

PMRは，"A to Z list"では「M：muscle（MG, PMR）」に相当する．抑うつのみならず，認知機能が低下して症状の表現が歪むこともある疾患である．炎症反応を伴う，高齢うつ，あるいは認知機能低下のなかに紛れる鑑別候補としてPMRを認識しておく．

最終診断名 >>> リウマチ性多発筋痛症

12 震災後から眠れず,食欲もなくなってきて…

約3か月前(大震災の直後)からの不眠,食欲不振,体重減少

Point!

- 強いストレスな出来事が絡むと,症状をそのせいにしてしまいがち!
- 炎症反応があれば,その原因をつきとめるまで不定愁訴にしない!
- 消化器症状は部位が一定しないと非特異的とされがちで,不眠などが加われば不定愁訴とされがち!

症例(80歳女性)

3か月前頃から,(被災したのではなく)テレビで大震災の報道を連日見ているうちに具合が悪くなった.不眠となり,徐々に食欲も落ちてきた.かかりつけ医からは,震災後による不安状態・心身症とされていた.しかし症状はよくならず体重も減ってきたので受診した.

- 初診時基本血液データ:LDH246 IU/L,CRP4.68 mg/dL,血沈1時間値79 mm
- 胸部X線・心電図:正常,バイタルサイン:正常
- 体重は2か月で4 kgの減少
- 身体診察:心尖部を最強点とする2°の収縮期雑音(これ以外は正常)

ジュニアレジデントの First impression！

何度聞いても，症状が始まったのは，震災の後からだそうだ．震災後のストレスによる抑うつ・不安・緊張状態，心身症などが疑わしいと思う．

Dr. Kの 診断までの思考プロセス

まず訴え全体に局在性は目立たない．そしてこのケースでは炎症反応が陽性である．「炎症反応あり＋局在なし」に相当するケースである．つまり，第4象限に相当し，炎症性の全身疾患から想定していく．「原則2」に忠実に従う状況である．「不定愁訴の鑑別」ととらえるのではなく，「高齢者が慢性に持続する炎症反応を呈しうる疾患の鑑別」ととらえていく．この症例では，感染性心内膜炎，リウマチ性多発筋

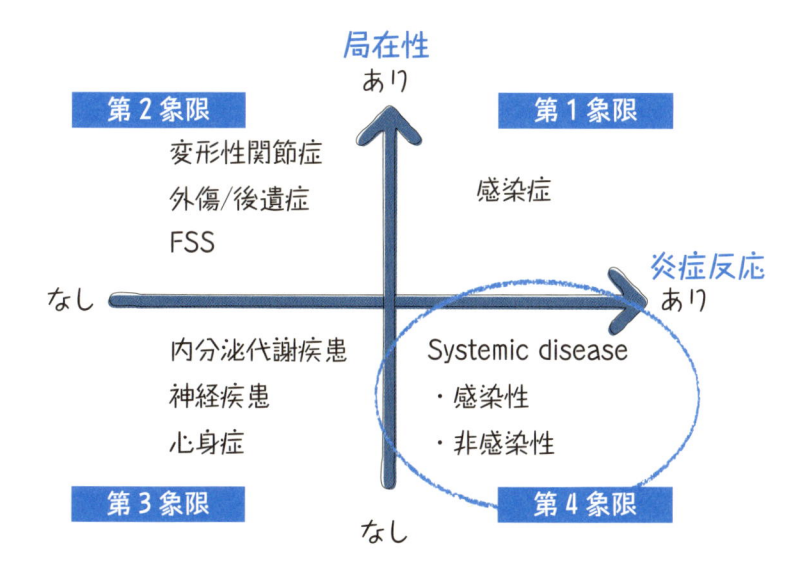

局在性 あり

第2象限
変形性関節症
外傷/後遺症
FSS

第1象限
感染症

炎症反応
なし ／ あり

第3象限
内分泌代謝疾患
神経疾患
心身症

第4象限
Systemic disease
・感染性
・非感染性

なし

痛症／巨細胞性動脈炎，肺外結核，悪性腫瘍などを想定して検査を計画する．リウマチ性多発筋痛症に関しては，他疾患の除外が必要なので，まずは血液培養を行う．リウマチ性多発筋痛症では「抑うつ」を伴いうるので筋痛の訴えがなくても可能性は十分ある．

　非特異的な症候のなかで，しいて局在症候があるとすれば"食事摂取量減少（＝消化器症状）"といえるので，まず上部内視鏡精査は行う．体重減少もあり，胃癌は否定できない．しかし，胃癌の場合末期となるまで炎症反応が持続して強く出ることはまれであるので，どちらかといえば胃癌よりも別の全身性の炎症性疾患の存在を疑う．

> **診断の手がかりとなった所見・検査結果**
> ☑ 上部消化管内視鏡：進行胃癌のパターン
> ☑ 胃病変の生検：びまん性大細胞型B細胞性リンパ腫

▶ 解説

　結果だけみれば，内視鏡と生検のみですんなり診断できたケースである．しかしこだわれば深い症例である．まず，思考プロセスの最後で述べた「胃癌にしては炎症反応が…」の部分も，組織診による診断がいわゆるaggressive lymphoma（進行が月単位で，発熱・寝汗・体重減少・消耗などの全身症状を伴いやすいタイプの悪性リンパ腫）だったことと合致する．また，発症時期について本人の弁を信じれば「偶然，震災の後にリンパ腫を発症した」ということになる．実際には震災の前からからもしれない．どちらであったとしてもこの患者は，自分の症状をそのときに起きた強いストレスフルな出来事のせいにしてしまう反応を示したものと思われた．心身症や神経症は，身体症状がメインとなるため一般内科医をいつも悩ませる．しかしそう診断するのは器質的内科疾患を可能な限り検討してからであり，そのための簡便な第一歩が炎症反応の測定である．

あえて分類を試みれば，「炎症反応あり」「患者の表現の問題」に複数・あいまいに該当するパターンである．

炎症反応をみていれば不定愁訴とすることもなく，しかも難航せず胃カメラで一気に診断できてしまったことからすると，「Doctor's neglect」の要素もあった可能性がある．

最終診断名 >>> 胃原発悪性リンパ腫

精査はすべからく網羅的にやるべき？

明らかに十分に内科精査が尽くされたものに，患者が希望するからといって精査を重ねるのは，患者の症状理解を損ね，内在ストレスや葛藤を複雑化させて症状緩和を阻害しうる．「そんなに検査が正常なら，じゃあ私のこの症状は何が原因なのか？」という考えにはまっていることそのものが症状である病態もある．「そんなに原因が知りたいのなら精査をし尽くしてしまえばいい」と思ってしまう．

しかし，善かれと思ってしていること（＝精査）自体が仇となることもある．「まだこれはしていない」という言い訳をして精査を続けても，救われないことが多い．内科医のおせっかいに要注意である．

ある程度はあえて不十分な精査のまま，遊びを残して，症状緩和の治療をしながら診療をすすめていくことを選んだほうが得策である状況は多い．

13

> 2週間前から苦しくなってきた．そういえば半年以上前からだるいです．

半年以上前から何となく感じている倦怠感，2週間前からの労作時の息切れ

Point!
- 炎症反応があれば，その原因をつきとめるまで不定愁訴にしない！
- 炎症反応があっても，経過が長いと病的でないとされてしまいがち！
- 症状が局在してしまえば診断に至るのは早い！

症例（55歳女性）

約2週間前から労作時の呼吸困難を感じたのが受診理由であるが，問診すると半年以上前から何となくだるいという．カルテをみると，「かぜ」「気力減退」「めまい」などのため，当院をたびたび受診していた（2, 3年前から3～4か月に1回程度．毎回異なる医師が担当）．息子が障害をもっており，彼の世話でいつも多忙であることをうかがわせる記載が散見された．

- 体重減少なし，発熱なし
- 身体診察：心雑音なし

シニアレジデントの First impression！

　症状を詳しく聞くと，非特異的だし経過が長そう．多弁で場に見合わずやや快活で，自己解釈しがちな傾向にあり，「面談しにくい」という印象を持ってしまう．不定愁訴と思うけど，これまでの受診時の血液検査を時系列でみるとCRPの弱陽性が1年前から始まっている（その前までは陰性）ことと，呼吸困難で受診するのは初めてなのが気になるなぁ．

- CRP 1.38 mg/dL，BNP 280 pg/mL
- 胸部X線：両側中枢肺血管陰影の増強，肺野に浸潤影なし．

Dr.Kの 診断までの思考プロセス

　長い経過の中では症状に局在性は目立たない．炎症反応が引き続き陽性である．今回の主訴である労作時の呼吸困難を一連の不定愁訴と

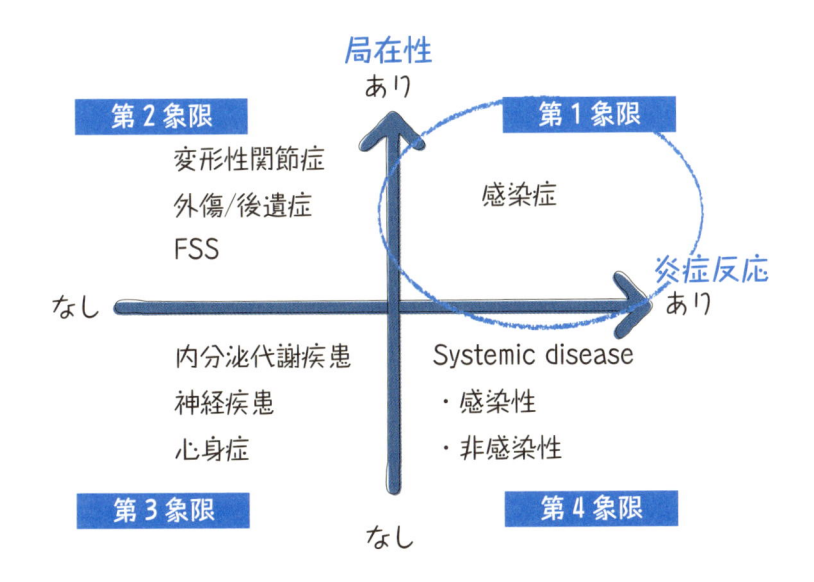

局在性 あり / なし
炎症反応 あり / なし

第2象限
- 変形性関節症
- 外傷/後遺症
- FSS

第1象限
- 感染症

第3象限
- 内分泌代謝疾患
- 神経疾患
- 心身症

第4象限
Systemic disease
・感染性
・非感染性

してしまわずに考えれば，それに対する精査が必要であると考えるべきである．胸部X線の結果からは，肺炎は疑わしくないものの，BNP上昇と中枢血管陰影の増強からは心不全が疑わしくなる．では，長期の持続炎症を伴って，心不全をきたしうる病態は何であろうか．マトリックスにあてはめれば「炎症反応あり＋局在あり」で第1象限に相当するケースである．

つまり感染症を第一に疑うことになる．最大の鑑別疾患は感染性心内膜炎（A to Z listでは「E：endocarditis」に相当）となるであろう．血液培養が必須である．しかし，心雑音を聴取しない．そして呼吸困難の原因として心不全を疑っているものの，心雑音もなく弁膜症は疑われない．感染性心内膜炎としても矛盾する点はある．肺血栓塞栓症のような病態があるのか？

> **診断の手がかりとなった所見・検査結果**
> - ☑ 経胸壁心臓超音波：左房内をほぼ埋め尽くす 45 × 45 × 60 mm 大の巨大腫瘤
> - ☑ 血液培養は陰性
> - ☑ 手術検体の生検：粘液腫で矛盾しない

▶ 解説

腫瘍は十分発育しており，超音波で診断は容易だった．すぐに手術が行われて，無事退院となっている．データを振り返れば，年余にわたり原因の判然としないCRP陽性が先行していたことになる．これは粘液腫によるものだったと思われ，CRP陽性と非特異的倦怠感のみが本疾患の先駆症候だったと推測された．心臓粘液腫は腫瘍サイズが小さい段階からIL-6を産生することが知られており，CRPを含めた血清学的異常を早期から示す場合がある．CRPは術後1.5か月経過した段階で陰性化している．

左房粘液腫では，僧帽弁狭窄症に類似した血行動態・身体所見を示すはずである．しかし本症例では心雑音は聴取されなかった．粘液腫があまりに大きくて，雑音が聴こえるほどに拡張期の左室へのジェットが形成されなかったのかもしれない（注意深く診察すればあったのかもしれない．術前に体位を変えての聴診はできなかった）．

　この症例も分類をすると，「炎症反応あり」「患者の表現の問題」が該当する．

　診察室での「面談しにくい」というのがやや推論を邪魔し，不定愁訴的となっていたのかもしれない．しかし，「炎症反応の遷延をみたら，原因をはっきりさせるまで不定愁訴としない」という「原則2」に従えば大きくは間違えない．

　このケースでは，症候が局在した直後に一気に診断できてしまった．しかし，早期診断ができなかったか？と振り返ることがいつも大切である．炎症反応にこだわって精査していたら，菌血症や心内膜炎を否定せねばならないことになる．であればきっと心臓超音波を行っていたはずで，より早く診断できていたかもしれない．

最終診断名 >>> 左房粘液腫

14 ずっと熱があってだるいです．原因がわからないんです．

約3年前からの発熱

> **Point！**
> - 炎症反応を重視するあまり，陰性だと病気がないとしてしまいがち！
> - 熱が繰り返す場合，あいま（間欠期）には炎症反応陰性となる病気がある！
> - 前医での精査や紹介状の内容を鵜呑みにしない！

症例（23歳女性）

　3年前から，生理周期の高温期に3～5日間高熱がみられるようになった．間隔はまちまちだが，振り返れば少なくとも3か月に1回発熱していた．大学病院各科で精査されていたが，総合内科「わからない」，婦人科「月経困難症？ ホルモン治療してもいいかも」，膠原病内科「膠原病ではない」，といった結果で，診断がつかないこともあって転居を期にDr.Kの在籍する総合病院に紹介受診となった．紹介状に添付された血液データには，全く異常を認めない．

　「発熱のエピソードを繰り返す」「ほぼ毎日熱はある」という2つの訴えがある．

- 熱型：日常的に37.3〜37.8℃程度の体温が記載されている．おおよそ平均して3か月に1回（範囲は2〜4か月）といったところ．大体3日間くらい続く．
- 初診時基本血液データ：正常
- 発熱時の随伴症状：だるさ以外に特に訴えなし．体重減少もなし．

シニアレジデントの First impression！

ほぼ毎日認める「熱」は，炎症反応も陰性だし，全身状態も消耗していないので習慣性高体温症（habitual hyperthermia）とよぶのが相応しいだろう（この前，Dr.Kに教わったばかり！）．高熱のエピソードは気になるけど，紹介状を参照すると客観異常はない．本人も「毎日熱がある」ことを気にしている．習慣性高体温といえば，不安やうつといった心因面の不調に伴いやすいと聞いた．やはり内科疾患はなさそう．不定愁訴？　あったとしても婦人科疾患（月経困難症，子宮内膜症など）や内分泌疾患（副腎皮質機能低下など）かなぁ．大学病院の各専門科でそれなりの評価は済んでるし，やはり習慣性高体温症かなと思う．

Dr. Kの 診断までの思考プロセス

症状は「多彩」とはいえない．"熱とだるさ"をどうみるかであるが，"全身症状"とみれば「局在なし」となるが，別の言い方をすればそれだけともいえる．このようなときは，局在性については確定させず保留としておくのがよい．病的状態のないままに，かなり長期の経過になってしまっている点が，不定愁訴とされてしまった一因だろう．

このケースでは，不規則に発熱エピソードが繰り返されているが，

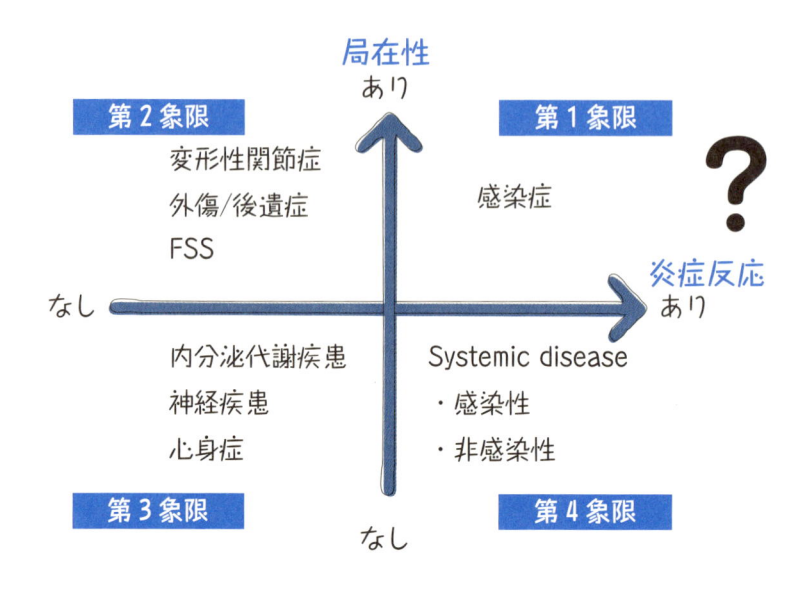

```
                        局在性
                        あり
                         ↑
   第2象限                │        第1象限
      変形性関節症        │
      外傷/後遺症         │    感染症            ?
      FSS                 │
                          │                    炎症反応
  なし ─────────────────┼─────────────────→ あり
                          │
      内分泌代謝疾患      │   Systemic disease
      神経疾患            │   ・感染性
      心身症              │   ・非感染性
   第3象限                │        第4象限
                         ↓
                        なし
```

体重減少や栄養不良といった全身徴候を認めない．このようなことが成立するためには，持続した炎症がないことが必要である．①炎症反応が経過中一切ない，②間欠的に炎症反応が出没する（上がっては消え，上がっては消えという状態）の2つが考えられるだろう．自己免疫や膠原病は前医で調べられている．①では副腎不全（A to Z listでは「A：Addison/ACTH deficiency」に相当）や下垂体病変など，②では「F：familial Mediterranean fever（FMF）」をはじめとする周期性発熱症候群疾患などが想定されるだろう．この疾患かどうかを確かめるため，熱と熱のあいま（間欠期）に本当に炎症反応がなかったか，前医に問い合わせて確かめることをしたい．

診断の手がかりとなった所見・検査結果

- ✓ 以前，発熱時にクリニックを受診した際の血液データ：CRP 9.9 mg/dL と上昇していた（患者本人に取り寄せてもらった）
- ✓ MEFV 遺伝子検査：Exon2 の R202Q 変異をヘテロ単独で認めた
- ✓ コルヒチン 0.5～1.0 mg/日で，突出する高熱のエピソード消失

▶ 解説

　診断がわからないとき，炎症反応の「ある・なし」で随分マトを絞れるのが普通だが，このケースではそれがわかりにくい．ここがポイントである．局在性もわからず，炎症反応もあるかわからない，といった臨床状況もあり得るという例である．

　周期的に発熱し，間欠期には症状も炎症も消失，若年から繰り返し，コルヒチン内服でこうした発熱発作が改善する，といった経過はすべて家族性地中海熱の臨床像に一致する〔家族性地中海熱診療ガイドライン2011（暫定版）〕．またR202Q変異をヘテロにもつ日本人は無症状でも10％はいるとされ，これだけでFMFと診断できないが，臨床像とあわせ，この症例はFMFと診断した．

　もう一種類の「熱」は，いわゆる習慣性高体温症（habitual hyperthermia）と判断した．こちらの熱に関しては，まだ経過をみている最中であるが，今のところコルヒチンで軽快していない．やはりこの患者には2種類の熱が生じていたと思われる．

　大学病院の専門各科が「病気なし」としたなかにも，内科疾患は紛れている．この症例のように，本書で述べている不定愁訴にしないための分類やマトリックスが役立たないケースもあるのである．

最終診断名 >>> 家族性地中海熱＋習慣性高体温症

15 ホント，メンタルが不安定です．

半年ほど前からの（どれがいつからかわからない）諸症状：涙もろい，不安，パニック，うつ，鼻汁，鼻閉，体と手足に発疹，頭痛，月経不順

Point！

- 精神疾患的要因がありすでに投薬がされている人でも，新たに現れた症状に対しては，まず内科的な原因がないか検討する！
- 炎症反応があれば，その原因をつきとめるまで不定愁訴にしない！
- 受診時に一度に諸症候が揃わず，いったん軽快したりして，長期の経過で症候が揃ってくるタイプの疾患もある！（Behçet病はその代表格）

症例（19歳女性）

　大学2年生．1年生の頃から上記症状があり，年明けに悪化．年度始めから気分がますます不安定になり，抑うつが強くなってメンタルクリニックで処方を受けていた．2週間ほど前から鼻汁がひどくなり，近医で副鼻腔炎と言われたがあまり軽快せず，何となく口腔内が荒れて血の味がしたりしていた．同時期より倦怠感が著明に増悪し，頭痛，頻尿，排尿時痛，微熱，食欲低下が出現した．夜間もトイレに起き，数日前から帯下の色が茶褐色となり，排尿時の痛みも針で刺されたような痛みとなった．歩行時も疼痛を感じていた．別のクリニックに行ったところ，検尿で膿尿を指摘され尿路感染症との診断となり，血液検査のうえ経口抗菌薬を処方され帰宅となった．後日，血液検査でCRP12 mg/dLと上昇しており，症状の軽快もいまひとつであるため，

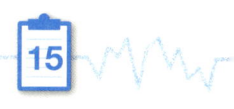

Dr.K の在籍する病院に紹介受診となった.

> - 初診時血液データ：CRP 9.30 mg/dL, 白血球数 10,420 μ/L（好中球 78%, リンパ球 13%）, ほかは正常範囲
> - 性交渉は, 相手は異性だが複数の相手と持っている
> - 抑うつ的で, 寡黙で虚ろな表情という印象

ジュニアレジデントの First impression！

　精神科通院中の患者の新規の症状を問診するときは"患者の発言・表現が, 本当の訴えでないこともあるから注意！"と Dr.K に日頃から言われてるからなぁ. こういうケースは警戒しなきゃ.「メンタルヘルスの問題を背景に持った患者に生じた腎盂腎炎」かな. 口腔・陰部の疼痛は, ヘルペス性のものだろう.
- 尿所見：潜血 2 ＋, 蛋白 －, 沈渣白血球 多数, グラム染色 無菌
- 口内炎はあったが治ったとのこと. 陰部には, 粘膜発赤はあるが明らかな潰瘍所見なし
- 皮膚：四肢・体幹にかきむしったような暗紫色の紅斑多数. 一部は色素沈着化. 四肢は毛嚢に一致した部位で一部膿疱となり, 一部は痂皮化したような性質となっている. 爪は白濁し変形が著しい
- 皮膚科受診：皮脂欠乏性皮膚炎＋毛嚢炎＋爪白癬

　上記検査結果は, 腎盂腎炎の治療経過として矛盾しない. グラム染色で菌体がみえなかったものの, 治療効果と判断し経口抗菌薬処方とした. しかし 1 週間後の再診日, 症状は全体的に軽快傾向だったが, 尿検査では依然膿尿, 血液検査では CRP 5.80 mg/dL と, これだけみると反応不良と思われた. しかし, 熱はその後 1 週間でゆっくり軽快

していった．

　その2週間後，気分の不安定が続き，焦燥感強く流涙が止まらず，倦怠感も改善せず，口内炎や陰部痛も再燃し，皮膚も改善しないので再診となった．検尿をすると，沈渣白血球が改善せず膿尿のままであった．この日，陰部の症状が強かったので陰部を視診したところ，小陰唇に小さなびらんを認め外陰部潰瘍ありと考えられた．

Dr.Kの
診断までの思考プロセス

　今回の紹介受診時の症候は，腎盂炎によく一致するが，もっと全体をみるとこれだけでは説明がつかない症候がいくつかある．ジュニアレジデントの抱いた first impression は，本当は「sexually active で，メンタルクリニック通院中の若年女性の諸症状なのでは」というものだったかもしれない．これに加え，皮膚や爪の所見から連想されるも

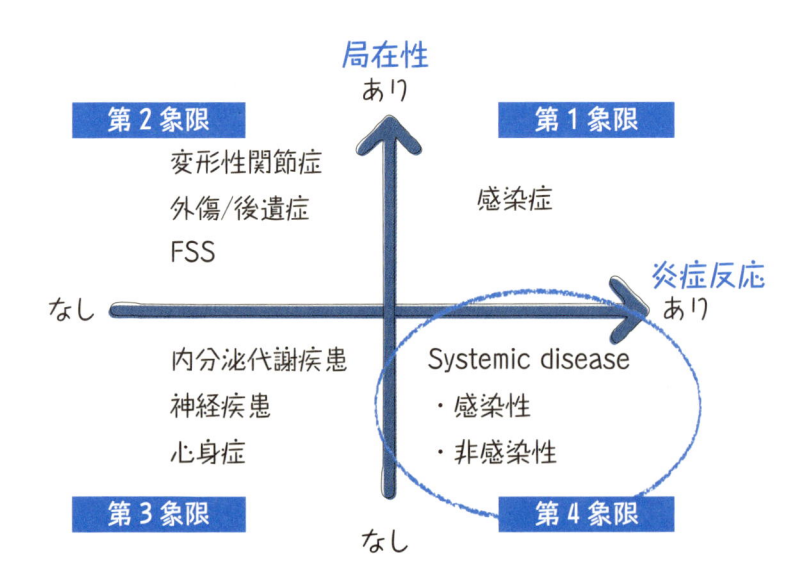

```
                    局在性
                     あり
                      ↑
    第2象限          │          第1象限
                     │
    変形性関節症      │
    外傷/後遺症       │    感染症
    FSS              │
                     │                        炎症反応
  なし ──────────────┼────────────────────→   あり
                     │
    内分泌代謝疾患    │   Systemic disease
    神経疾患         │   ・感染性
    心身症           │   ・非感染性
                     │
    第3象限          │          第4象限
                     ↓
                    なし
```

のは，"清潔でない""きちんとしていない"という悪感情に近いものだったものと思われる．

　もっと症状をよくみて，全体像をながめる必要がある．まず症状は多少の増悪寛解はあるものの持続し，炎症反応も伴い，そして局在性ははっきりしない．マトリックスでは「炎症反応あり＋局在なし」に相当するケースである．

　第4象限つまり，炎症性の全身疾患から想定していく．ただし，炎症病態の鑑別に際し，この症例ではかなり個別性の強い所見がある．「無菌性膿尿」がそれである．一般論としては，無菌性膿尿をみたら（尿路系の）結核や悪性腫瘍を精査すべきとされる．

　一方，「若年，毛嚢炎，口腔内，陰部びらん」といった組み合わせは，Behçet病を思わせる．実際，Behçet病診断基準「主症状」の3つをこの時点で満たしている．毛嚢に膿疱形成を伴っているさまは，好中球機能過剰という病態にもみえる．無菌性膿尿は，Behçet病において知られた症候ではないが，「好中球機能過剰」という病態には合うかもしれない．結核や悪性が除外されたらこの仮説は通るかもしれない．

　ここまで考えて全体を見直すと，紹介受診の2週間前からの症状はBehçet病で大きく矛盾はしない．

診断の手がかりとなった所見・検査結果
- ☑ 尿細胞診：異型のない好中球主体の炎症細胞．
- ☑ 尿の抗酸菌検索（培養・PCR）：陰性
- ☑ コルヒチンで皮膚症状が著明に改善
- ☑ 半年後に典型・片側性ぶどう膜炎を発症．完全型Behçet病の確定診断

▶解説

　対応した研修医は，受診2週間前からの諸症状を不定愁訴とはせず，急性腎盂腎炎として対処できたが，何となくすっきりしない治療反応だった．他方，この患者のメンタル面は自他ともに不安定で，何となく不定愁訴にして済ませてしまいそうな状況であった．

　Behçet病はA to Z listで「B：Behçet」に相当する．本疾患の診断は非専門医にもできるが，これは疾患定義にほぼ等しい診断分類基準があるからである．これに忠実に従い診断すればよい．ただし注意点が1つある．それは，この症例のように1回の受診で全ての諸症候が揃わず，いったん軽快したりして，長期の経過で症候が揃ってくることがよくあることである．短期的な視点で経過をみるのではなく，全経過・全病像をながめて検討することも必要である．そのようにして初めてわかる疾患として，Behçet病はその代表格であり，リウマチ専門医にとっては日常作業だが，一般内科・プライマリケア医も知っておいてよいかもしれない．

　このケースは，診断後数年間フォローされているが，ぶどう膜炎が出没するものの軽度でその都度ステロイド点眼でコントロールできている．特殊型の症候を思わせる症状は現れていない．また，結核症が遅発するなどの診断の修正はなされていない．

　最後に，この症例でも結果的には1章で述べた「患者の表現の問題」が関与したと思われる．

　臨床医は誰でも「ロールパンナちゃん（アンパンマン：やなせたかし作のキャラクター）」である．患者の意味不明の訴えを安易に不定愁訴にしないように心がけてはいても，症状が解決しないと，担当医の中に 不定愁訴で片付けたくなる「悪い心」 が生まれ，それに染まってしまうのである．

最終診断名 >>> Behçet病（完全型）

臨床医は誰でも「ロールパンナちゃん」である

　ご存知のアニメ・アンパンマンの中の登場キャラクターに，「ロールパンナちゃん」というものがある．アニメキャラクターなどと侮ることなかれ，実に深いキャラクターである．もともとは姉妹関係であるメロンパンナちゃんがみつけた「まごころ草」を使って，ジャムおじさんが新しいパン（仲間）を作ろうとしたことがきっかけで生まれた．しかし，直前にバイキンマンが「バイキン草」のエキスをパンに入れてしまったため，結果として善・悪の両方の心を持ったキャラクターが生まれてしまった．

　ロールパンナは，その素顔をぐるぐる巻きの布（？）の覆面で隠しており（ロールパンになぞらえたとされる），悪い心で占められてしまった「ブラックロールパンナ」をみるのは，感じ方にもよるであろうが痛々しくもある．メロンパンナのピンチには正義感をもって強く戦うなど，あくまで悪役ではないというところも興味深い．幼児向けのアニメとしては異色のキャラクター設定だが，実年齢的に「大人」である私からみれば，ロールパンナは誰よりも人間的であると思う．"2重人格"などという設定で腑に落ちてしまえばそれまでだが，私はこのアニメの中でどのキャラクターよりも人間臭いロールパンナが大好きだ．ちなみにロールパンナの唯一確実な心の安定剤はメロンパンナという存在である．アニメの中では，メロンパンナのメロンジュースで優しい心が回復する，といったくだりもあった．

　さて，臨床医は臨床医である前に人間であり，診療は人間のなす営為である．臨床医もまた「ロールパンナ」である以上，日頃どんな善意で患者さんに接していても，時にバイキン草のエキスが働きブラックロールパンナになってしまう潜在性を秘めている．リスクマネジメントの業界でも言われることだが，「悪い心」を消そうと思っても不可能で，いざというときのメロンパンナが臨床医にも必要である．

　私見になるが，すぐ「不定愁訴」としてしまうタイプの医師はいて，それは独りで診療している場合に多いと思う．他の医師にすぐ相談できる環境にない場合に間違いが起きやすい．本書は必ずしも（味方の多い？）研修医向けと

思っていない．むしろクリニックや実地医家，（日頃診療カンファランスなど開かれることがない）病院に勤務する医師にとって，本書が"メロンパンナのメロンジュース"となってくれればこの上ない喜びである．

本当の不定愁訴患者との面談のコツ

本当の不定愁訴患者との面談のコツ

"本当の"不定愁訴とは

　"器質的・内科疾患を見抜くのが大事だ"と正論は簡単にいえる．しかし，実際には不定愁訴精査のすえに原因が見出だせないことのほうが多い．精査の段階，すなわち診断未確定の状態というのは患者にとってはストレスである．この状態の患者との面談というのは，本当に難しい．

　患者が不定愁訴を訴えるのは，

①症状を精査している段階
②精査が終わって本当の不定愁訴になった後の段階
③器質因がみつかり内科的な診断がついて治療等の介入がなされるまで，そしてそれらが奏効をみるまでの間

の大きく分けて3つの期間である．本項で述べることは①〜③のどのフェーズであっても応用がきき，そして有用であるはずである．

　表1は，「不定愁訴」という症状の性質をよく言い表した英単語とその意味についてまとめたものである．「精査を尽くした後の状態の，diffuse かつ multiple かつ indiscriminate な身体症状」を狭義の不定愁訴（＝"本当の"不定愁訴）というのであれば，不定愁訴は診療科でいえば心療内科で扱うべき難しい病態であるといえる．それを私は「"本当の"不定愁訴」とよんでいる．この病態をもつ患者では，個々の訴えはさまざまであっても，その病態や面談のコツ

表1 「不定愁訴」の症状の性質を言い表した英単語とその意味

diffuse	拡散する，どんどん拡がって
multiple	多発する，いくつも
indiscriminate	無差別な，見境なく

については患者間で共通するものはある．やや総論的にではあるが，そのことについて述べていく．

"本当の" 不定愁訴 ―いわゆる MUS も含めて

　medically unexplained symptoms（MUS）の話をもち出すと，概念上・分類上の混乱を生ずるかもしれない．私は，MUS を認識したのちに FSS のリスト（p.15）に相当するものを除いたものを，ここで扱うグループに分類することにしている．ただしこのグループのとらえ方は容易である．いわゆる「身体表現性障害（somatoform disorders）」のことだと考えて大きなズレはない．これはICD-10 が定めるものでも DSM-IV-TR が定めるものでもどちらでもよい．古くは心気神経症とよばれていたものである．ここでは，細かい定義や分類にとらわれる必要はないが，実践的にとらえるべきである．

　おすすめするのは，『ナースのための精神医学のきほん』の中の神経症のセクションの記載がわかりやすい（表2）[1]．特に，身体表現性障害のところを参照されたい．ICD-10 を基にこれを4つに分け，平易に記載されてある．本書

表2 身体表現性障害について

①身体化障害
　多彩な身体症状の訴えが特徴．症状が変動しやすく病像が一定しない．自己中心的な対人葛藤が発症の誘因となりやすい．
②心気障害
　癌など重篤な疾患に罹患しているのではないかということにとらわれている．症状の訴えは固定化し，何度も医療者に確認してくる．心身の過労や不安体験が誘因となりやすい．
③身体表現性自律神経不全
　身体化障害ほど多彩でなく，心気障害ほど固定化しておらず，心血管系，消化器系，呼吸器系などの自律神経症状を訴える．過敏性腸症候群などがこれに当たる．
④持続性身体表現性疼痛障害
　頑固な痛みを訴えるも，身体的にはそれを説明できる所見がない状態をいう．事故や身体疾患への罹患などの不安体験が誘因になりえる．鑑別としてはうつ病がある．

文献1を基に筆者作成

でもそれを踏襲する.
　これら4つ,どのタイプであっても,未診断の状態や病態が複雑化する前の段階であれば,ほぼ間違いなく身体症状で受診する.つまり主に内科である.これらの病態を疑いこちらが精神科や心療内科受診を勧めても,受け入れられない患者もいる.医師側からすると,「内科的に原因はみあたらないし,大丈夫だって言っているのにな…」と感じてしまうが,まさにそのことそのものが身体表現性障害を疑う端緒であるといえる.
　最新の分類としては,2013年にDSM-5がまとめられ,身体表現性障害の枠組みが大きく変わったことには触れざるを得ない(表3)[2].分類としてまだ未成熟な部分があり,従来の分類の中で十分人口に膾炙しているものと思われるもの以外,日本語訳は避けた.
　DSM-5では「somatoform disorders(身体表現性障害)」という用語を使用しないことになっており,新たに「somatic symptom disorders(身体症状障害)」という用語が採用された.そして,DSM-IV-TRの「身体表現性障害」に含まれていた障害のうち,「身体化障害」「心気症」「鑑別不能型身体表現性障害」「疼痛性障害」の4つを「complex somatic symptom disorders(複合身体症状障害)」という新たな項目の中にまとめることになった.私の知る限り日本ではまだDSM-5をベースにした診療は広まっておらず,実感はまだできないものの,共通するキーワードは「somatic symptom disorder」ということになろうか.
　改変の理由として,これまでの「身体表現性障害」においてほぼ前提条件に

表3 Somatic symptom and related disorders

- Somatic Symptom Disorder(身体症状障害)
- Illness Anxiety Disorder
- Conversion Disorder(Functional Neurological Symptom Disorder)(転換性障害)
- Psychological Factors Affecting Other Medical Conditions
- Factitious Disorder(虚偽性障害)
- Other Specified Somatic Symptom and Related Disorder
- Unspecified Somatic Symptom and Related Disorder

(American Psychiatric Association. Diagnostic and Statistical Manual of Mental Disorders, Fifth Edition. Arlington, VA, American Psychiatric Association, 2013.p.309-27 より抜粋)

なっていたMUSについて，その(MUS疑いをMUSとする)判断には信頼性がないという結論に至ったため，ということらしい．臨床医のアナログ性・アート性を剥奪された気がして少し寂しい気持ちになる．筆者も，本書で想定している読者も，内科あるいは身体科の医師である(と期待している)．大袈裟にいえば，「身体科的に説明できない症状」とくだすことに信頼性がないとされてしまったわけだから，プロ意識も軽視された気分になる．確かに，このDSM-5の分類は，誤解を避けたいという考えを強く出したかったのか，記述的・説明的になってやや明快さを失った感がある．固有名詞的に言い切るのを避け，病態の様子を一般的な言葉で解説するような項目に書き換えられたように私は感じた．

これ以上は，一般内科医である私が語るのは相応しくない(精神科医同士でも激しく議論されているくらいなので)．ここは，「不定愁訴」の分類としての，本物の不定愁訴性疾患を述べる場であった．原点に立ち返ると，本書では不定愁訴を診療や臨床現場ベースでとらえた定義としている．したがって わかりやすさ を重視したい．その意味では，「加藤のまとめ」(表2)が平易で実践的であるし，もしくは本書執筆時点でまだ現場で使用されているDSM-IV-TRやICD-10にならうほうがよいだろう．

さらに削ぎ落とすと(本項冒頭で述べた)「MUSを認識したのちにFSSに相当するものを除いたもの」ととらえればよく，究極的にはとにかく「MUSを認識すること」に尽きる．"MUSを認識する"とは，内科医の"通常業務"である．ていねいに除外診断をすること，除外するには鑑別疾患を挙げること，診断のために適切な検査を選ぶこと．そう，「不定愁訴」という枠組み内で考えている限り，精神科・心療内科の領域かどうかという区別自体が不要なのである．内科医が内科医であればまずはそれでよいのだと思う．

▶ 文献
1 加藤 温．ナースのための精神医学のきほん．東京：ナースツールズ；2013．p.110-9.
2 American Psychiatric Association. Diagnostic and Statistical Manual of Mental Disorders, Fifth Edition. Arlington, VA, American Psychiatric Association, 2013. p.309-27.

"本当の"不定愁訴患者との面談の実際

基本的態度―身なり・姿勢・言葉遣い

　不定愁訴診療では，患者が原則「医師に頼る」という構造になっている．これは患者が困って受診しているのだから当然だが，医師が上という意味ではない．患者はある種の弱者である．したがって，不定愁訴患者を受け入れる私たちは，それなりの「頼られる・頼られやすい」雰囲気でなくてはならない．困り果てて病院にやってきて，ドキドキしながら緊張しながら診察を待ち，呼ばれて診察室に入ってみたらだらしのない格好をしたダルそうな態度の医師だったらどうだろう．これはいささか極端な例かもしれないが，患者の落胆たるや著しいものになるだろう．そのような形で始まる面談がうまくいくはずがない．そのような患者がうまく話してくれるとは思えない．それは，結局は診断をする医師のためにならない．「よき語り」を導くのも医師の仕事である．

　医療面接というのは，医療行為の中でもっともアートなものかもしれない．「よき語り」をするようにもっていくという技術は，一朝一夕で身につくものではないが，せめて補正可能なこととして，身なりや姿勢・振る舞いを整える，ということがある．清潔な診察衣を着，襟を正し，衣服のしわを整える．診察室に招き入れたと同時に，ていねいに挨拶をする．患者は緊張しているので，こちらも声のトーンを抑える．何からしゃべってよいかわからなくても挨拶をゆっくりきちんとするだけで，とにかく最初は間がもつし，患者にしゃべってもらうための下地づくりは十分できる．言葉遣いは，意識的にかなりていねいにしていくとよい．尊敬語ではない．丁寧語である．それくらいで丁度よい．そうはいっても，これらのことを守るのは時間と心の余裕が必要であり，当直時間や多忙な外来の中では不可能に近い．ゆっくり面談ができそうな後日にま

わすなどの工夫が必要である．繁忙なクリニックなどではどうすればよいか？現時点ではあいにくこの問いに回答できる幅と深みのある知見を持ち合わせていない．しかし結局は，どんなセッティングの医療機関であれ個々の創意工夫にあると思う．

　さて上記のような，いわば紳士的な態度というのは，後にも述べるように「大人の態度」のことにほかならない．弱い立場にある者は普通，子供には頼らない．大人に頼るのである．診療の主導権を握って大人を見せるためには，"つかみ"を重視しなければならない．

症状があることを認めていることを宣言―症状への関心と質問

　いよいよ対話が始まった後，早々にも感じてしまうのは，ある種のうんざり感である．訴えが無差別（indiscriminate）で，そしてそれらが拡散して（diffuse）いくのは，真の不定愁訴の一つの特徴である．無差別というのは，患者自身が自分の症状について認識が不適切であり，その質も量もうまくとらえられていない様子のことを言っている．症状を感じている自分と，本当の自分がずれている．時系列に沿って症状を話してくれることはまず期待できない．拡散するというのは，あるところへ収束するのではなく，すべての方向へランダムに離れる方向へ拡散していくという動的なイメージである．このまとまりのなさは，不定愁訴の本態を表している．

　不定愁訴の患者と面談する医師が感じてしまうことのうち，もっともコアなものは「実際にはそんなに言うほど症状はないんじゃないのか？」という（印象に基づく）疑問である．これは，不定愁訴の解決を遠ざける第一歩である．まずは症状があることを認めること．心の底からそう思ってなくてもそう認めること．自分に言い聞かせ，そして患者にもそれをしっかり伝える．症状への関心があって初めて問題解決の第一歩が始まる．それが難しいならば，すぐ別の

医師(同僚や同期の医師など)に相談するというのもよい.「それでも最低○○は調べといたほうがいいんじゃないのか?」と忌憚のないアドバイスをもらえるような横の人間関係づくりも大切である.

さて,症状への関心をどう示すか.それは症状について質問することである.医療面接の王道というか,教科書的には"open-ended question(開かれた質問)"といって,あえて漠然とした質問を投げることで患者の回答に自由度をあたえ,潜在する hint を得ようとする一種の問診スキルがある.不定愁訴患者にこんなことをいつもしていたらカオスである.したがって,ここでいう「質問」とは,「Yes/No で答えられるほどではないが,ある程度こちらで条件を与えたうえでの質問」であって,やや closed なもの(閉じた質問)の方が不定愁訴患者との面談においては fit すると考える.たとえば,

「ではその3年前からのふらつきというのは,先日の脳の MRI をされた日と今日と比べてはどうですか?」
「そうですか.では,年末年始のころと比べてどうですか?」

「体が痛いというのはずっとだと思うのですが,それでもちょっとは楽になる日とか時間帯はないですか?」
「そうですか.では,それはどんなことをしていたときでしたか? 仕事があるときと,off のときと比べてだったら?」

と,いったものである.そんな風に訊くのは当然じゃないかと思われた方も多いと思うが,この当たり前を重視したい.不定愁訴診療は常に医師にとって印象が悪いところから始まる.だから,こうした「当然」がしっかりなされていないことがかなり多いのである.

患者の持参するメモ書きが,非常に患者本位でまとまりがないのは,こちらからの「質問」がないからである(受診前に勝手に書いているからである).質問というのは,それが投げられた瞬間に,ある程度特異的な回答が期待される

ものである．まずは質問をしてみるということが，患者の内在する無秩序状態から，ある程度の秩序をもったまとまりへ収束することを可能にする．

初診が大事─ドクターショッピングの阻止へ

　ドクターショッピングの問題は，「きれいごと」をいえばいうほど，本質を外してしまう．ドクターショッピング状態になったということは，はっきりいえば医師に失望したからである．だからといって，話しやすいとか，気に入られるとか，気持ちをわかってもらうとか，そのようなことを目指す必要はない．もしそういうことを重視すれば，患者が過度に医師に依存しかねず，ひいては担当医の負担が増す．目標はいつでも「失望させない」ことであるべきである．治せる・診断ができる根拠もないのに，寄り添うだけ寄り添っても，何も生まない．患者は初期の印象と理解がその後の行動や考えに繋がりがちなので，ドクターショッピングを阻止するためには初診時が非常に大事だということになる．

大人をみせる

1 大人は主導権をとる

　表題は大きく構えているが，これは当然「高圧的に威圧的に」という意ではない．ここでいう大人の対応とは「手をさしのべ，手をひいてやること」である．情報の整理と分析は，患者の希望によらず，医師の側が合理的にやるとよい．ただでさえ近道はない状況なのだから，患者が医師に対して安心して主導権を譲れるような雰囲気づくりが初期のうちから重要である．

2 大人は冷静でブレない

　これは，行動の面というより精神的な面のことである．精神年齢という医学用語はないが，精神的な成熟度のようなものは大事である．患者がどのような様子で，どのような接し方をしていたとしても，医師は，そんな患者への接し方がどんなときもあまり変わらないというのがよい．これは患者の安心を生む．慎むべきは，過剰な安心を与えることと，必要以上に押さえつけることである．

3 大人は弱い者に優しい―坂本龍馬に学ぶ，不定愁訴診療のあり方

　哲学的な話をしたいわけではないが，「優しくする」というのは，寄り添うとか同情・共感するといったこととは異質のことである．
　「内科的には問題ないです」という言葉について考えてみることにする．「内科的には問題ないです」というのは，医師にとっては簡潔でありながら無駄のない一文であり，これ以上のコメントはないと考えられている．しかし「内科的には問題ないです」というのは，ロジックでは勝っているが，相手にとってはある意味凹まされただけである．私に言わせれば，患者という弱い立場の者を論破してどうするのだ!?と思う．かといって「ディベート」ならいい，とも違う．相手のロジックと自分のロジックを戦わせてより正しい結論に導こうとする手法をディベートという．揶揄的に言えば，ディベートとは屁理屈で(論理で勝って)相手を凹ませる方法である．不定愁訴の面談では，とにかくまずディベートから降りることである．
　坂本龍馬は，「俺は議論はしない．議論に勝っても人の生き方は変えられぬ．」などと言ったとされるが，司馬遼太郎の『竜馬がゆく』[1]の中にも，

　　"竜馬は議論しない．議論などは，よほど重大なときでないかぎり，してはならぬ，と自分にいいきかせている．もし議論に勝ったとせよ．相手の名誉をうばうだけのものである．通常，人間は議論に負けても自分の所論や生き方は

変えぬものだし，負けたあと，持つのは，負けた恨みだけである."

というくだりがある．臨床でも，論破された患者が能動的になれるはずがない．能動性を引き出すというのは，自分の症状の理解・気づきを促すことにつながり，実は「真の不定愁訴」に対する治療にもなっている（＝心身相関の理解）．だから，能動的になろうとしているのを挫いてはいけない．患者にロジックで攻めても（またはロジックで守っても）しょうがないのである．私も「内科的に問題ない」と言うことはあるが，そう伝えるタイミングというのは気をつけているつもりである（いつまでたってもうまくならないけれども…）．

心身相関を気づかせ，心理社会的因子を見抜き，理解させる

　心身相関とは心療内科における医学用語である．どういうメカニズムで症状が生じたり悪化したりするのか，逆にどういう状況で症状が軽減するのか，状況に応じた症状の変化やそれに注目して心と身体の結びつきを考えることである[2]．心身相関を理解してないために，症状が表1（p.136）のようになってしまうのを許してしまうのである．不定愁訴がここまで乱雑になるのは，自分の症状に対する理解の著しい欠如にあるからと考えられるが，逆にいえば，心身相関の理解が症状を秩序あるものにしていく第一歩である．実は心身相関とは深遠なもので，この紙幅で記述できるものでは到底無く，何より私にそれを語る資格がないのでこれ以上述べない．

　心療内科における，面談による治療関係では，患者に内在する心理社会的因子に着目することが重視される．これも成書を読んだ程度では理解したことにはならないし，学問や体系だった理論に基づいた話は私にはできないが，「心理社会的因子に目を向ける」というのは別に特殊なことであったり，専門性が高いことであったりではない．難しい言い方になっているが，要は患者の背景にある「周辺事項」へ関心を向けるということであり，これは通常の内科での

基本的問診事項である(社会歴を聞くということにほぼ等しい).患者がどんな仕事をしていて,勤続年数,会社の規模,通勤方法,どんな勤務体制で何時から何時までで,休日はいつ・どれくらいで,いまの仕事や部署をどう思っているかとか,ストレスや充実度,勤務と症状との関連(仕事をしているときは大丈夫かとか,対人関係で悪化しないかなど),具体的な業務内容などを尋ねるのである.これで職場関連の大体の様子はすぐ把握できる.また,社会歴のうちどんな内容を聞くときであれ,「1日の平均的な過ごし方」を尋ねることはきわめて有用である.起床時間,食事時間,勤務時間,睡眠時間などがわかるだけでなく,逆算してその間にある行為にも自然に注目できる.たとえば,家族と会話する時間があるのかとか,睡眠障害の有無も話の流れから把握可能である.食事の量や,仕事や家事や子育てなどが多忙かとか,またそれらの行為との関連で,それとなくでも思っていることや感じていることを尋ねれば,それはもう立派な心理社会的因子の把握になっている.処方(薬剤の選択,用法の選択)をする場合にも役立つ.

ここで一応念押しするが,上記のような社会歴の詳細を聞くというのは,初診時のルーチンではない.初対面ではここまで踏み込めないだろう.それに,患者にとってあまりに自分の困りごととは関係ないことをいきなり聞いては信用をなくす.何回かにわけて少しずつとか,他のことを聴取しているときにさり気なく挟むなどして,気を遣う必要はある.

心療内科・精神科受診へのもっていきかた

器質的疾患の検討が十分済み,本物の不定愁訴であると判断された場合には,われわれは心療内科や精神科に診察を依頼することになる.ここで問題なのは,患者自身がそれに納得せず,同意しないことだ.これは非常に手間のかかる問題である.あまりに受診をおせば,反発する(たとえば,"自分の症状は精神的なものではなく,原因がどこかにあるはずだ"と反論する)場合もあり,

結果として心療内科を受診しないことになってしまう．そして，かえって病態が悪化して悪循環が深まり，心療内科医が初めて診たときには難治となってしまう．
　私は，心療内科への受診が適切になったら，次のようにもちかけることが多い．

「精一杯当院でもさがしてみましたが，症状の原因（ここでは内科の病気）はみつかりませんでした．でも症状はありますよね．私たちの経験では，このように原因がないにもかかわらず，こんなに症状が出てしまうこともあるというのは，とてもありふれたことで，毎日のように直面します．なので，原因がないけれど症状があってつらいという状況は理解しています．よくあることなんです．そこで提案なのですが，そろそろ原因さがしに費やすエネルギーを節約して，少しでも症状を和らげるほうに時間とお金を費やしませんか？　うちの病院でわからなかったということで，ではまた別の大きな病院で原因をさがすとなると，その先生との関係が一から始まりますし，逆によくご存知でしょうが，このつらい症状たちのことをまた一から言わなくてはいけない．きっとまた根掘り葉掘り聞かれますよ．診察に呼ばれるまでとっても待つかもしれない．ひとまずは，これまで大小いろんな病院で詳しく調べたけれどよくわからなかったという事実を受け止めて，症状の緩和にコトをもっていきませんか？　実はそのような症状緩和をしてくれるプロは，科で言うと心療内科というところなんです．"心"なんて付いちゃって，ちょっと抵抗ありますか？　でも心療内科っていうのは，いろいろなアプローチを使って，もちろん薬も使って，症状をコントロールするための引き出しをたくさんもっている科なんです．ひとまず受診してみましょう．ちょっとでも症状が楽になると，また考え方も変わりますよ．もちろん，心療内科での診療の過程で，また検査する必要が出てきたとかそういうときはまた診察させていただきます．ですが，受診するからにはよく先生のお話をきいて，実践してみてくださいね．約束ですよ．」

この話の前提にあるのは，質の高い器質的・内科疾患の精査にある．それがちゃんとしていなければ，上記のような「もっていき方」は単なる「方便」となる．これは不誠実である．不定愁訴の患者は，症状に苦しんでいて自分では解決できないという弱者ではあるが，そのぶん感覚的な敏感さがある．私は「大人をみせろ」とはいったが，大人は逆に鈍感さがある．取り繕うと不誠実がバレてしまうから注意である．

　では逆に，すんなり心療内科へいってくれれば病状がすぐ改善するのだろうか．これは経験的にではあるが，そんなことはないと思っている．表出としては一見素直そうな感じであっても，心の底から心療内科的なことであると思えていない患者がいる．これはある種のプライドが邪魔しているのだろうか．日頃，このような患者の治療経過が良くない印象を持っているので記した．すんなり心療内科・精神科へいってくれる患者にも目を配る必要がある．

　ここまで長々と"本当の"不定愁訴を訴える患者との面談のコツについて述べてきたが，実は不定愁訴の器質的原因がわかる・わからないによらず，面談上の注意点はあまり変わらない．「不定愁訴用の態度（ここでは"本当の"不定愁訴のことをさす）」はないといってよい．

　内科でも問診や病歴聴取はするし，トレーニングもするだろう．不定愁訴の患者との面談も，その一環であるとしてよいのではないだろうか．内科学では問診・病歴聴取の技術習得は終わりの無い道のようなものである．その内容と深みは心療内科や精神科のそれとは違うのかもしれないが，不定愁訴用の面談方法などは特にないものと私は考えている．

▶ 文献
1　司馬遼太郎．竜馬がゆく（三）．東京：文藝春秋；1998．
2　太田大介．レジデントに贈る心療内科の思考プロセス．東京：南山堂；2007．

マニアック不定愁訴学 ③

私の臨床医としての眼

　こんなコラムに目を通してくれる人は相当の物好きか，私のファンなのかもしれない（後者は，この地球で一人はいるかもしれないッ！）．そんなことを期待して，私が診断というものをするときに使い分けている臨床医としての「眼」をご紹介します．

　私は，全体を俯瞰する視点 と 局所でモノが動画のように動いているのを想像する視点 の2つの視点をもって患者に臨んでいます．

　これは話せば長いのですが，「全体を俯瞰する視点」というのは，たとえば自動車を運転しながら（＝前方を見ながら），両眼ではない「眼」で自分のはるか上空のヘリコプター内からこの車を見ていたらどう映るのかを脳内に映し出すというような視点です．別の例でいうと，お店の中や道端などにある左右に動く防犯カメラからの視野を脳内に映し出すような感覚です．なんにしろ，動きながら全体を見渡す視点です．ところで防犯カメラって静止画ですか？最近は動画ですよね．全体を俯瞰しつつも，動きながら動きを追っているような眼です．

　「局所でモノが動画のように動いているのを想像する視点」というのは表現が苦し紛れですが，なんとも言語化しにくいのです．youtubeをご存知でしょうか．youtubeのような比較的短い動画が何度も繰り返されて，それがPC画面という平面ではなく立体でモノが動いているさまをみている感覚です．空間（立体）だけでなく，時間の軸があるのがポイントです．何度もこういう動画が脳内でリピート再生され，いろいろとさぐっているのです．

　そしてさらに，これら2つの視点を円滑に駆使するために使い分けている切り口をご紹介します．次の11個のパターンです（本当は英語の頭文字をとって良いmnemonicをつくりたかったのですが，残念ながら当方，文字の連想が苦手でして．よいものがあればご教示ください！）．

> 浸潤性：Infiltrative
> 機能性：Functional/Dysfunctional
> 肉芽腫性：Granulomatous
> 蓄積性：Storage
> 腫瘍性：Neoplasmic（malignant）
> 増殖性：Proliferative（benign）
> 変性：Degenerative
> 自己免疫性：Autoimmune
> 酵素欠損：Enzyme defect
> 解剖学的異常：Anatomically abnormal
> 虚血性：Ischemic

　どんなことが，人間の病的状態において起こっているのか，このパターンのどれなのか，といった切り口でみていくのです．なんというか，病態を詳しく分析をしているのとはちょっと違う感覚です．診断プロセスの「とっかかり部分」であえてこれらを想像することで，全体像の把握の精度と再生される「動画」の精度の両方を上げているのです．

　これらは，病的かどうかを見分ける「眼」です．不定愁訴をみつけるための眼ではありませんが，病的に映らないものを「本当の」不定愁訴と考えていくのです．

不定愁訴に思う
―― 精神科医の診かた

加藤 温

「不定愁訴」で初めから精神科を受診することはあるだろうか？　まずないと考えてよい．不定愁訴には何らかの身体の不調が存在するわけで，通常は精神科以外の科を受診する．したがって，われわれ精神科医と不定愁訴との出会いは，ほぼ全例が他科からの紹介を通してということになる．紹介されてくるのは，本著者がいうところの"本当の"不定愁訴"にあたる．ここでは紹介を受ける精神科医の立場から，日常診療において不定愁訴をどのように考え，診ているかについて述べてみる．

不定愁訴を精神科に紹介する

　「不定愁訴」のなかから身体疾患の吟味を終えて精神科に紹介する場合，皆さんはどのような紹介状を作成するだろうか．「身体症状を呈するも身体的な異常はみつかりませんでした．精神的なもの，心因性と考えます」という趣旨の内容をよくみる．ここで何気なく使われることが多い「心因」について少し考えてみたい．心因とは，ざっくりいうと「心の問題に原因がある」ということだ．一般診療においては，症状の原因を身体以外，つまり精神面に求めたい場合によく使われる用語である．しかし，これは安易に使わないほうがよい．

　精神科においては「心因」の意味合いをめぐって様々な議論がなされており，精神科以外の医師が「心に原因がある」と判断することを嫌う精神科医もいる．もし「心因性と考えます」と書きたくなる場合には「身体化が疑われます」くらいの表現のほうがよい．「身体化」も精神医学的には議論のある用語ではあるが，あえて使うのであれば「原因」よりも「状態」を表す印象の強い身体化をすすめたい．このほうが精神科医には受け入れられやすいであろう．

　そしてこの心因，患者にとってもあまり心地よい言葉ではない．少なくとも患者本人に直接「心因性」という言葉を出すのは避けるべきである．「ひととお

り身体面の評価はしましたが，説明できる身体の問題がないので心因性と考えます」と説明すれば，医師側は結論を出せたすっきり感があるかもしれない．しかし患者側には，突き放されたという思いや，心が悪いと言われたという感覚が生じることがある．とくに不定愁訴の場合，患者は身体に問題があると思って受診しているのであるから，心因性という単語で言い切られることに嫌悪感をもつことがある．

　では，どのように精神科をすすめたらよいだろうか．心の原因だからとするのではなく，現在つらく感じている症状をやわらげることを得意としている専門家として精神科医を紹介したいという流れとしたい．具体例として，本著者が実践している受診への持っていき方（p.146）を参考とされたい．ここでいかにていねいなすすめ方をするかが，その後の経過にも影響してくる．決して精神科へ丸投げしてはいけない．症状緩和が第一の紹介目的であり，症状がどこからくるかについても違った観点から専門家の意見を聞いてみたい，身体的な問題に関することは今後も相談に乗るという姿勢が大事である．そして「私がよく知っている信頼している精神科医ですよ」と一言添えることができればさらによい．逆に添えないほうがいいのが「精神科の先生はよく話を聞いてくれるので・・・」である．精神科医はただ話を聞いているのではなく，限られた診察時間のなかで診たてを行っている．数分で診断と治療方針を決定することもある．長く聴いてもらうことを期待してきた紹介患者から「もう終わりですか？」と言われ，気まずい雰囲気になることもある．もちろんじっくり聴くべきケースもあるが，「精神科は話を聞いてもらうところ」というのは必ずしも正しくない．

不定愁訴を評価する

　精神科診断の基本的構えとして，病因の観点から身体因性→内因性→心因性の順で診断をすすめるという大原則が古くからあるのはご存知の方も多いであ

ろう．しかし現在の精神科診断は，DSMやICDなどの操作的診断基準（〇〇症状が〇個あれば〇〇と診断）によるものが主流である．これは診断の一致率を上げるために病因論をいったん横に置き，量的観点から考えようとするものである．病因論に関しては，実際にはこれら病因間の境界が曖昧な場合や複数の要因を有することもあるため，近年では見直すべきという意見がある．しかし多くの精神科医は，今でもこの考え方に基づいた診察をしていると思う．まずは身体的問題がないかどうか検討し，次に現時点で決定的な原因がわかっていないとされる内因性疾患（統合失調症，うつ病，双極性障害など），そして最後に心因によるものを考えるという流れである．

　さて「不定愁訴」に話を戻そう．これに対しても通常の精神科診断と考え方は同じで，身体因性→内因性→心因性の順で考える．身体因の検討に関しては，まさに本書の一番のテーマであった．精神科に紹介されてくる時点で，不定愁訴は「"本当の"不定愁訴」になっている（あるいは極力近づいている）はずなので，ここでは身体因の評価については言及しない．

　身体的な問題が除外された場合，次に考えるのは内因性疾患である．紹介患者の多くは心因性の範疇に属する身体表現性障害に分類されるが，その前に精神科の代表的疾患である内因性疾患を見逃すことはできない．紹介元でどのような身体精査を行ったかについて内容を確認したうえで，身体症状に隠れている精神症状を評価していくのであるが，内因性疾患については必ず鑑別に入れる．"本当の"不定愁訴のなかから，統合失調症とうつ病，双極性障害を見きわめていくため，幻覚妄想や抑うつ症状の有無を常に意識し，面接を進める．ここは精神科医の仕事ではあるが，知っておいて損はない．以下，簡単にポイントを述べる．なお，躁状態で不定愁訴を訴えることはあまりないので，双極性障害については割愛する．

　統合失調症というと幻覚妄想というイメージが強いかもしれない．しかし病初期においては身体の違和感を訴えることがある．「体に何かが流れている」などとやや奇妙な表現を使うことや，「何となく体が変・・・」とうまく言葉

にできない違和感を訴えることもある．とくに統合失調症の好発年齢にあたる青年期の患者にこうした訴えがある場合には，病初期によくみられる神経過敏（音に過敏ではないか，他人の視線が気になることはないかなど）の有無を確認するところから始める．いきなり幻覚妄想を聞くのではなく，その周辺から入っていく．

　うつ病は身体症状を呈することが多いと知られている．睡眠障害や食欲低下（ときに過多）のほか，全身倦怠感や疼痛もよく認める．疼痛に関しては頭痛が多いが，痛みの部位は限定されないので「不定愁訴」化しやすい．倦怠感や疼痛は，朝方がきつくて夕方から夜には少し楽になるという日内変動がみられることもある．こうした症状がある場合には，ゆううつな気持ち（抑うつ気分），物事への興味がなくなる（興味関心の喪失）など，うつ病にみられる中核症状がないかどうか確認していく．

　これらの内因性疾患に関しては，薬物療法の効きが比較的よい．適切な抗精神病薬や抗うつ薬の投与により，精神症状とともに身体症状の改善も期待することができる．

　内因性疾患の検討を終えると，ようやく心因性疾患を考えることになる．身体表現性障害はここに該当する．ここで注意しなければならないのは心因性といえども，必ずしもわかりやすい「心因」が存在するわけではないことである．精神科の日常診察において，何らかの精神的なストレス状況が症状に影響していると思われることはあるが，それが単一の原因とは限らない．心因を見つけることに躍起になっても，解決につながらないことが多い．原因と思われるものを見つけ出したが，症状は一向によくならないということでは本末転倒である．得てして原因探しの旅は徒労に終わることが少なくない．焦って「心因探し」をせず，まずは症状緩和を意識していくのが大原則になる．

不定愁訴と付き合う

　精神科医のなかには，この「不定愁訴」を嫌がる医師が少なくない．精神科診断では主に身体表現性障害という範疇に入る患者たちである．統合失調症やうつ病は薬物療法によく反応する時代になったが，身体症状を呈するこのタイプの患者に特効薬はない．薬が効くことに味を占めた精神科医は，効かないタイプの患者を敬遠しがちなのかもしれない．

　身体表現性障害の分類や面接の実際に関しては，「本当の不定愁訴患者との面談のコツ」(p.135)を参考にされたい．精神科医としての診かたの心構えを簡単にまとめると，心理的な観点をもちつつも必要に応じて薬物療法を行い，それなりに付き合っていくということになろうか．原因を追究，つまり悪者探しを始めると，視野が狭くなり，診療は硬直化する．症状や病歴を焦らずにていねいに診ていくことを心掛け，常に全体をみていく姿勢を大事にする．心因になかなか近づけなかったとしても，症状を窓口として，家族背景，学校や職場環境など様々な情報を集めながら問題意識をもって眺めていると，何となくそれを思わせる原因構造がフッと浮かび上がってくることがある．そうなるまで焦らずに付き合っていくことが大事である．急がば回れである．

　最後に診察時間についてひとこと．不定愁訴には長い診察時間が必要と思われがちだが，必ずしもそんなことはない．初診外来時には時間をかけるが，その後は適宜必要な情報を補いつつ5～10分ほどの診察時間でも十分対応できる．診療の質は必ずしも時間には比例しない．外来診療時には，症状がよくならなくても悪化していなければ"よし"とすること，症状を抱えながらも日常生活に意識を向けて過ごしていくこと，この2点を患者と確認していく．そして何らかの心理的問題が浮かび上がれば，そこに切り込んで濃厚な心理療法へと進めていくか，あるいは保留にするのかの判断が精神科医に求められることになる．大方は後者で対応可能である．

おわりに

　精神科に紹介する段階で，身体疾患が完全に否定されているのが最も理想的であり，その精度を高めていくための思考訓練をするのが本書の大きな目的でもある．精神的ストレスがあることに引きずられて身体疾患をみる目が甘くなり，「これはストレスが原因だから精神科だね」と安易に判断することがないように，身体疾患を見抜く目を養ってほしい．

　しかし身体と精神ははっきりと二分できるものではないし，身体因が"ない"と言い切るのも現実には難しい場合もあるだろう．精神科に通院している間に，結果として身体疾患がわかることがあってもいい．また，身体に若干の異常はあるが，それだけでは説明し難い症状がある場合にも，精神科医に相談してみてよいと思う．身体疾患が完全に否定されないと近寄りたがらない精神科医もいるが，身体科医が一緒に診るとなれば，拒絶されることも少なくなるであろう．少なくとも身体科医と精神科医が「身体じゃない，精神じゃない」と言い合うような不毛な否定合戦は避けたいところである．どちらか一方の科だけで診なければならないものでもない．精神科医は症状緩和と患者背景の把握には長けている．双方の医師がおのおの得意とするところで力を発揮し，ともに診ていくことができるのが望ましい姿であろう．お互いが話し合えるような場を積極的につくっていきたいところである．

　「不定愁訴」というだけで逃げたくなる医師は科を問わず少なくない．苦手意識を払拭するには，やはりよく知ることである．知ることで面白味も出てくる．身体科医と精神科医が当たり前のようにタッグを組むことができれば，不定愁訴の診療の質は間違いなく上がるはずである．そのためにも皆さんには，日頃から何でも相談できる精神科医を見つけておくことをおすすめしたい．

おわりに

　実は本書の執筆開始時には情報収集が及ばなかったのだが，東邦大学名誉教授の筒井末春先生の著書『不定愁訴　初診から管理まで』（成人病シリーズ3．医学図書出版；1973．）を執筆の過程で発見した．自分の寡聞を恥じるばかりである．筒井末春先生は，心身症や心療内科の確立に貢献された，私の理解では日本の心身医学の祖ともいうべき先生である．近年の著作に「不定愁訴」と銘打ったものは見当たらないが，不定愁訴をタイトルに冠した単著の書籍ではこれが唯一のものである．中を紐解くと，私がまえがきで"欠いている"と指摘した「原理のようなものを解説した記述」がふんだんに盛り込まれている．

　ただし，筒井先生がこの著作で述べられている不定愁訴は私（本書）のものと少し異なる．先生のご専門は，今でいう心療内科に相当するのだと思うが，「器質的病変を有する身体病や純粋の精神病に生ずるものを除外した，あくまでも機能障害像を示す症例の不定愁訴について解説する」と初めに述べている．私のいう「不定愁訴」は，①初期のアプローチに重点を置いている点，②（筒井先生のいう）「器質的病変を有する身体病」についての解説とそれを不定愁訴から見出すことを主目的としている点で，筒井先生が著書で扱った不定愁訴とは異なる．

　一方，筒井先生の著書では，患者の心理面の掘り下げとアプローチ法，そして治療について，その原理も含め網羅的かつ十分な記載がなされている．本書では，純粋な心療内科的なものは補足的で，「身体病」の記述が多い（それが目的であるから）．はなはだ僭越ながら，筒井先生の『不定愁訴　初診から管理まで』と拙著とを合作したら，超・網羅的な書となるかもしれない．若造の身勝手な夢想と思っていただきたい．

　さきほど挙げた2つの要点について，初期のアプローチであるとか，不定愁訴から器質的疾患を見出すとか，（これだけ本書全体でいっておいて何であるが）いうだけなら簡単である．難しく，つらいのはとにか

く「未知」「不確定」の状態であると思う．この状況をどうにかすることが，不定愁訴診療の真の要諦であろう．

　次の一節を読んでいただきたい．

　"Given the <u>constellation</u> of arthritis, weight loss, diarrhea, and cardiac involvement, Whipple's disease was again considered in the differential diagnosis."

(Makol A, et al. A case of refractory rheumatoid pericarditis. Arthritis Care Res 2012; 64: 936 より抜粋)

　「関節炎，体重減少，下痢，心病変の組み合わせからは，やはり鑑別としてウィップル病も考えられた．」という意である．constellation という単語をさらりと「組み合わせ」と訳してしまったが，元の意味・イメージは「星座」である．この文献の症例は，別に不定愁訴を示した症例ではないし，この一文がとりわけ特別なものになっているわけではない．単に私が（この英単語を取りあげるために探して）例示しただけである．

　星座を知らずに星空を見ている状態，これは実臨床における診断前の状態に近い．とりわけ不定愁訴診療は，星座の知識をまったくもたずに，夜空一面の数え切れない星々たちをながめているだけの状態に似ている．不定愁訴は，"知らなければ"これほどまでに混沌としている状態であるのだと思う．だから，不定愁訴診療では器質的・内科疾患の知識や見出し方を知っておくことが大切なのだ．単に患者の話を傾聴したり，つらい心に寄り添うだけだったりでは，まったく進展はない．星座の知識をつけて，夜空をながめてみれば，前とは違う世界が待っているはずである．散りばめられた星たちは，それだけできれいだが，「星座」を認識すればまた違った楽しみがあって，知的で「activeなよろこび」が得られることだろう．傾聴や共感は疲れるが，好奇心というのは疲れない．

私個人は，本当は景色ならば，ぼーっと見るのが好きである．星座を認識しようといっておいて急に矛盾するようだが，人は何かを認識した時点でそれを含んだ広い視野を失っている．私はそうなるのが（強迫的に）嫌いなので，細かい解析を好まないし，細部に向かって猪突猛進しない（医師としてあるまじきことであるが…）．ぼーっと見るのは楽しいのか？　私はこれを「passiveなよろこび」とよんでいる．

　不定愁訴診療は，真冬に寒い寒い場所に立たされたことにも似ていると思う．寒いし，ここから立ち去ってしまおうという気分になってしまうだろう．この状況を「夜の寒い海辺に立たされる」と考えるのか，「美しい眺望に浸る・星座を楽しむ」と考えられるようになるのか．これは趣味や美意識の違いかもしれない．私は，この2択を立てることで世に問うとか啓発を図るというつもりはまったくない．

　不定愁訴は，誰かが嫌がれば，結局はそれを診ることのできる医者のところへ流れ着いていくのです．

　　　　　　　　　　　　　　　　　　　　　　　　　國松淳和

中山書店の出版物に関する情報は，小社サポートページを御覧ください。
http://www.nakayamashoten.co.jp/bookss/define/support/support.html

内科で診る不定愁訴
診断マトリックスでよくわかる不定愁訴のミカタ

2014年12月 1 日　初版第 1 刷発行 ©　　　〔検印省略〕
2015年 2 月20日　　第 2 刷発行

監修───加藤　温（かとう　おん）
著　───國松　淳和（くにまつ　じゅんわ）
発行者───平田　直
発行所───株式会社 中山書店
　　　　　〒113-8666　東京都文京区白山1-25-14
　　　　　TEL 03-3813-1100（代表）　振替 00130-5-196565
　　　　　http://www.nakayamashoten.co.jp/

本文デザイン ── ビーコム
装丁 ── ビーコム
印刷・製本 ── 三報社印刷株式会社

Published by Nakayama Shoten Co., Ltd.　　　Printed in Japan
ISBN 978-4-521-73996-0
落丁・乱丁の場合はお取り替え致します

本書の複製権・上映権・譲渡権・公衆送信権（送信可能化権を含む）
は株式会社中山書店が保有します。

JCOPY 〈㈳出版者著作権管理機構　委託出版物〉
本書の無断複写は著作権法上での例外を除き禁じられています。
複写される場合は，そのつど事前に，㈳出版者著作権管理機構
（電話 03-3513-6969，FAX 03-3513-6979，info@jcopy.or.jp）の承諾を得てくだ
さい。

本書をスキャン・デジタルデータ化するなどの複製を無許諾で行う行為は，著
作権法上での限られた例外（「私的使用のための複製」など）を除き著作権法
違反となります．なお，大学・病院・企業などにおいて，内部的に業務上使用
する目的で上記の行為を行うことは，私的使用には該当せず違法です．また私
的使用のためであっても，代行業者等の第三者に依頼して使用する本人以外の
者が上記の行為を行うことは違法です．

指導医には秘密にしておきたい小さな知恵袋!

レジデントのための
呼吸器内科
ポケットブック

レジデントのための
呼吸器内科
ポケットブック
吉澤篤人
杉山温人

新書判／並製／352頁
定価（本体4,500円＋税）
ISBN978-4-521-73456-9

呼吸器内科を志す若き医師たちのために，国立国際医療研究センターが総力を結集してまとめたハンドブック．指導医には秘密にしておきたい小さな知恵袋をポケットに!

編集●**吉澤篤人**
（国立国際医療研究センター病院 総合診療科）
杉山温人
（国立国際医療研究センター病院 呼吸器内科）

CONTENTS

第1章 救急／当直
かぜ症候群，急性呼吸不全，胸痛の初期診療における鉄則，喘息発作など

第2章 検査
感染症を疑ったときの痰検査，血痰，喀血，肺癌を疑ったときの検査手順，腫瘍マーカーなど

第3章 画像診断
胸部X線，CT，PET，超音波検査

第4章 診断
身体診断，問診のポイント，慢性咳嗽，肺血栓塞栓症など

第5章 治療
市中肺炎，院内肺炎，誤嚥性肺炎の治療，インフルエンザの治療，肺癌と悪性胸膜中皮腫の初回治療など

第6章 チーム医療
緩和ケア，呼吸不全患者の栄養療法の考え方，院内感染防止策，術後肺合併症の術前評価と対応など

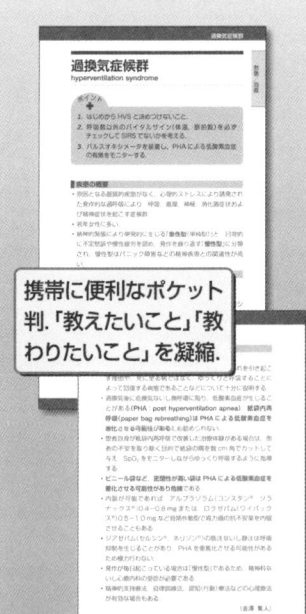

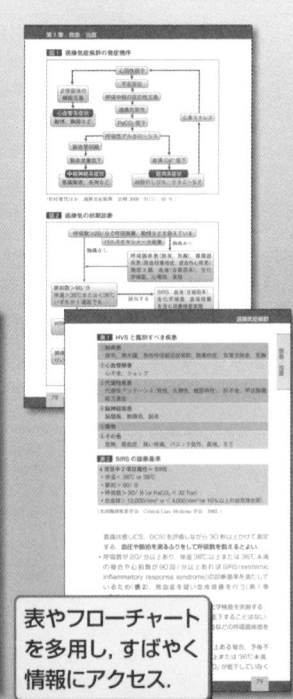

携帯に便利なポケット判．「教えたいこと」「教わりたいこと」を凝縮．

表やフローチャートを多用し，すばやく情報にアクセス．

中山書店 〒113-8666 東京都文京区白山1-25-14 TEL 03-3813-1100 FAX 03-3816-1015
http://www.nakayamashoten.co.jp/

呼吸器薬の実践的な使い方を見開き2ページで解説！

レジデントのための薬物療法

呼吸器内科 薬のルール73!

皆が本当に知りたい薬の疑問に答える

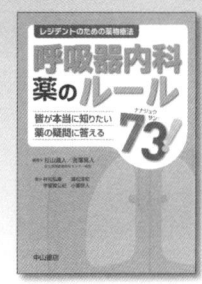

A5判／2色刷／168頁
定価（本体3,000円＋税）
ISBN978-4-521-73773-7

編著●**杉山温人**（国立国際医療研究センター病院呼吸器内科）
　　　吉澤篤人（国立国際医療研究センター病院総合診療科）

実際の診療の現場に即して，その実践的な使い方を解説する．"呼吸器科の指導医が医局や飲み会で若手や同僚に話す自分の経験則やネタ"集．診療科を問わず広くお勧め！

CONTENTS

第1章 吸入療法をきわめよう！
- 吸入療法は効く？
- 吸入薬はどのように肺に届く？
- 吸入薬はどこから吸収されてどのように代謝される？
- 吸入薬は種類が多くて難しい？
- 現在使える吸入薬にはどんなものがある？
- 吸入療法の患者教育で大切なことは？
- スペーサーとはどんなもの？
- アドヒアランスの確認方法は？
- 吸入ステロイド薬の副作用とは？
- 鼻炎を合併している人は吸入ステロイド薬を鼻から吐くとよい？
- 貼付薬の上手な使い方とは？
- 吸入薬の弱点とは？

第2章 疾患別 薬のルール コツと落とし穴

〈気管支喘息〉
- ガイドラインを使いこなす方法は？
- 吸入ステロイド薬選択のポイントは？
- 吸入ステロイド薬が効かない喘息がある？
- 分子標的薬の使い方は？
- 結核の既往がある人に吸入ステロイド薬を継続しても再発しないか？
- 吸入ステロイド薬はやめられる？

〈COPD〉
- 前立腺肥大がある高齢男性に抗コリン薬は処方できる？
- 吸入が上手にできない高齢者への指導のコツは？
- 喘息を合併しているかどうか迷うときの対処は？

〈誤嚥性肺炎〉
- 薬が飲めない人にはどうすればいい？
- 初期治療の考え方をアルファベットで覚える
- 再発を予防できるかもしれない薬剤がある？
- 併用してはいけない薬剤とは？

〈咳嗽〉
- 咳が出るメカニズムとは？
- 急性咳嗽の原因疾患にはどんなものがある？
- 慢性咳嗽の診断・治療
- 咳の診断の際に気をつける点は？
- 咳の治療と注意点は？

〈市中肺炎〉
- 抗菌薬処方の考え方とは？
- ペニシリンの使い方とは？
- レスピラトリーキノロンはどう使うのか？
- マクロライド系薬をどう使う？
- マクロライド耐性マイコプラズマの治療は？
- NHCAPって何ですか？

〈NTM〉
- NTMってよくわからないのですが
- 治療を開始するのはどんなとき？
- 標準治療はどうする？
- 治療はいつまで続ける？

〈上気道炎〉
- かぜに薬は必要？
- 溶連菌性咽頭炎の診断ポイントは？
- 伝染性単核球症はどう鑑別する？
- インフルエンザでの内服薬と吸入薬の使い分け方とは？
- 急性副鼻腔炎と慢性副鼻腔炎の考え方の違いは？

〈特殊なアレルギー疾患〉
- ラテックスアレルギーは口腔アレルギー症候群に関係あり？
- エピペン®の使い方とは？
- 抗アレルギー薬の使い方とは？

〈ニコチン依存症（禁煙治療）〉
- ニコチン依存症を克服させるためには？
- 経口薬はどう使う？

第3章 肺がんと生きる 抗がん剤をどう使うか
- 抗がん剤とは？
- 殺細胞性抗がん剤の副作用とは？
- 肺がんに用いる分子標的薬とは？
- 緩和治療薬（麻薬・鎮痛薬）はどう使う？
- 麻薬の使い方とは？
- 咳・呼吸困難への緩和治療薬はどう使う？
- しびれへの緩和治療薬の使い方のコツは？
- ステロイドは万能の緩和治療薬？
- ERで肺がん患者を診たらどうする？
- それって肺がんのせい？

第4章 ここが知りたい！呼吸器薬の使い方
- かぜの予防にうがいは有効？
- 肺炎球菌ワクチンは何回まで打てる？
- 花粉症の妊婦への処方は？
- 内服ステロイドの副作用にどう対応したらよいか？
- 肺感染症にステロイドは使えるのか？
- マクロライド系薬はどんな薬？
- 「しゃっくり」はどうやって治す？
- テオフィリンは今も使われているの？
- ピルフェニドンはどのように使う？
- 入院治療が必要な患者が外来治療を強く希望した場合は？
- アスピリン喘息の患者に使える薬と使えない薬は？
- 溶連菌性とEBウイルス性との鑑別と治療のポイントは？
- 鎮咳薬・去痰薬は本当に効く？

中山書店 〒113-8666 東京都文京区白山1-25-14　TEL 03-3813-1100　FAX 03-3816-1015
http://www.nakayamashoten.co.jp/

早わざ外来診断術

物語をたぐるように，疾患への道すじを構想する

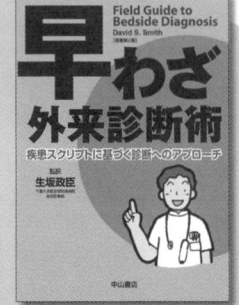

Field Guide to Bedside Diagnosis
［原書第2版］

疾患スクリプトに基づく診断へのアプローチ

- 著 **David S. Smith**
- 監訳 **生坂政臣**
（千葉大学医学部附属病院総合診療部）

A5判／並製／512頁
定価（本体6,000円+税）
ISBN978-4-521-73021-9

■特色
- ▶ 症状から想定される疾患名を「鑑別リスト」でリストアップ
- ▶ 診断の分岐点を「診断へのアプローチ」で手際よく探索
- ▶ 鑑別リストに挙がった各疾患の特徴を「臨床所見」でまとめる
- ▶ 139の症状から鑑別を構築する診断ガイド

CONTENTS

Section I 全身・健康問題
倦怠感／不定愁訴／不明熱／発汗・盗汗／色調の異常／リンパ節腫脹／体重減少／肥満

Section II 心・血管系
高血圧／起立性低血圧／ショック／貧血／チアノーゼ／急性非胸膜性の胸痛／脈拍の異常／動悸・頻脈／徐脈／頸動脈雑音／頸静脈波の異常／収縮期雑音／拡張期雑音／連続性雑音／不連続性心音／心拡大・うっ血性心不全／浮腫／片側性下肢腫脹／跛行

Section III 肺・胸部
急性咳嗽／慢性咳嗽／急性呼吸困難／慢性呼吸困難／胸膜性の胸痛／喀血／吃逆（しゃっくり）／呼吸パターン／肺雑音／喘鳴／肺炎／乳房腫瘤・分泌物／女性化乳房

Section IV 腹部
急性腹症／慢性・反復性腹痛／急性下痢症／慢性下痢症／便秘／腹部膨満／食欲不振／悪心・嘔吐／嚥下障害・胸やけ／黄疸／肝腫大／脾腫／腹部・骨盤腫瘤／消化管出血／直腸痛

Section V 性器・泌尿器
血尿／蛋白尿／無尿・乏尿／多尿／排尿困難／尿失禁／側腹部痛／鼠径・大腿部の腫脹／前立腺疾患／陰嚢痛・腫大／勃起障害／不妊／続発性無月経／不正出血／腟脱下／陰部潰瘍

Section VI 筋骨格系
頸部痛／肩の痛み／肘痛／腰痛／股関節の痛み／手首・手の痛み／足首・足の痛み／関節炎・皮膚炎／多発性関節痛／急性膝関節痛／急性単関節炎／関節周囲の痛み／レイノー現象／爪の変化・ばち指／筋クランプ（こむら返り）

Section VII 神経学・精神医学
頭痛／めまい／失神／昏睡／健忘／認知症／失語・構音障害／複視・眼振／筋力低下／振戦・不随意運動／運動失調／深部腱反射異常／末梢神経障害／神経根性疼痛・感覚異常／脳血管障害／痙攣／不安／抑うつ／せん妄・幻覚／睡眠障害

Section VIII 皮膚
瘙痒症／発疹／潮紅（ほてり）／特徴的な紅斑／丘疹・結節／小水疱・水疱・膿疱／色素沈着・脱失／鱗屑を伴う皮疹／じんま疹・血管性浮腫／毛細血管拡張・血管腫／紫斑・点状出血・出血傾向／脱毛症・多毛症／下腿潰瘍／腫瘍に随伴する病変

Section IX 頭部・頸部
眼痛／赤目／眼球突出／眼瞼下垂／瞳孔不同／視力障害／網膜疾患／耳鳴／難聴／耳痛・滲出液／鼻閉・鼻汁／鼻出血／咽頭痛／口腔病変／顔面痛・歯痛／側頭下顎痛／顎部痛／頸部腫瘤／甲状腺腫／甲状腺結節／嗄声

中山書店 〒113-8666 東京都文京区白山1-25-14 TEL 03-3813-1100 FAX 03-3816-1015
http://www.nakayamashoten.co.jp/